SPINALE KINDERLÄHMUNG.

Impressum

Bibliografische Information der Deutschen Nationalbibliothek: Die Deutsche Nationalbibliothek verzeichnet diese Publikation in der Deutschen Nationalbibliografie; detaillierte bibliografische Daten sind im Internet über http://dnb.d-nb.de abrufbar.

Coverbild: www.purestockx.com

Verlag:
VDM Verlag Dr. Müller Aktiengesellschaft & Co. KG
Dudweiler Landstr. 125 a, 66123 Saarbrücken, Deutschland
Telefon +49 681 9100-698, Telefax +49 681 9100-988, Email: info@vdm-verlag.de

Herstellung in Deutschland:
Schaltungsdienst Lange o.H.G., Zehrensdorfer Str. 11, D-12277 Berlin
Books on Demand GmbH, Gutenbergring 53, D-22848 Norderstedt

ISBN: 978-3-8364-4040-0

Hinweis

Dies ist ein Reprint. Ein Buch also, dessen Vorlage ein meist sehr altes und wertvolles Werk ist. An manchen Stellen mögen sich daher Spuren des Gebrauchs finden oder kleine Beschädigungen. Auch ist eine leichte Unschärfe im Schriftbild bei alten Vorlagen normal.

VDM Verlag Dr. Müller

Vorwort

Ein Großteil der Erkenntnisse, auf denen unsere Wissenschaften heute aufbauen, gründen im Forscherdrang des 19. Jahrhunderts. Dieser Drang, die Welt zu entdecken, zu erklären, zu vermessen und zu systematisieren, schien in jener Epoche ungeheuer stark gewesen zu sein, so dass kaum ein Mensch, dem Bildung wichtig war, der studiert hatte, der Ehrgeiz besaß, sich diesem Wettlauf um Wissen entziehen konnte. Und so entstand eine große Menge an grundlegenden Werken – häufig so einfach und plausibel geschrieben, dass es selbst für Laien spannend ist darin zu lesen. Noch heute.

An den Universitäten bildeten sich neue Disziplinen und Fächer heraus, wie etwa die Sozialwissenschaften, die Psychologie, die Psychiatrie. Zuweilen unter großen Widerständen, denn die traditionellen Wissenschaften wie Medizin oder Philosophie wehrten sich gegen diese wortwörtliche Auf-Fächerung ihres geistigen Bestandes. Die neue Wissenschaftsidee jedoch obsiegte: Wissenschaft als Forschung um des Forschens willen. Wissenschaft als Selbstzweck.

Was Medizin, Biologie, Chemie betraf, wurde die gesamte zelluläre, molekulare, atomare Basis der Welt in einer Spanne von hundert Jahren freigeschaufelt und der Enthusiasmus über jede weitere Entdeckung schien so groß zu sein, dass man sich unbedingt mitteilen wollte. Und so entstanden neben den Büchern auch allerlei gelehrte Gesellschaften und wissenschaftliche Vereinigungen. Institute auch, die noch heute existieren und die die Namen bedeutender Wissenschaftler von damals tragen.

Im post-aufgeklärten und napoleonisch-revolutionierten Deutschland begann so nach und nach eine breite Bildungselite das intellektuelle Leben zu bestimmen und verschaffte sich Weltgeltung. Die ersten Nobelpreise in Physik und Medizin gingen 1901 an die deutschen Forscher Röntgen und von Behring, ein Jahr später erhielt Hermann Emil Fischer den Nobelpreis für Chemie. Ferne Länder, etwa Japan, übernahmen große Teile des deutschen Rechtssystems. Gelesen wurde eben überall.

„Edition Classic" will den Autoren des 19. und des beginnenden 20. Jahrhunderts ein neues Forum geben, indem sie ihre Bücher wieder auflegt. Darunter sind viele uns noch heute geläufige Namen, aber auch solche, die – zu Unrecht – in Vergessenheit geraten sind. Wert gelesen zu werden sind sie alle.

Esther von Krosigk, Herausgeberin

SPINALE KINDERLÄHMUNG.

MONOGRAPHIE

VON

JAC. v. HEINE,

Doctor der Medicin und Chirurgie, königl. württemb. Hofrath, Gründer und Direktor
der orthopädischen Anstalt in Cannstatt, Ritter des Ordens der württemb. Krone und
des kaisert. russischen St. Wladimirordens, Mitglied des württemb. ärztlichen Vereins
und des Vereins für vaterländische Naturkunde, corresp. Mitglied der k. k. Gesellschaft
der Aerzte in Pest, Warschau etc.

Mit 14 lithographirten Tafeln.

Vorrede.

Im Jahre 1840 veröffentlichte ich unter dem Titel: „Beobachtungen über Lähmungszustände der untern Extremitäten und deren Behandlung" eine kleine Schrift über eine Form von Paralyse bei Kindern, deren Eigenthümlichkeit und nicht seltenes Vorkommen ich auf Grund einer Reihe von mir beobachteter und behandelter Krankheitsfälle schon damals constatiren zu müssen glaubte. Die Zahl dieser meiner früheren Beobachtungen hat nun seit dem Erscheinen jener ersten Ausgabe einen reichen Zuwachs erhalten, und dieses weitere, nicht unbeträchtliche Material, sowie die daraus gewonnene Bestätigung meiner schon vor zwanzig Jahren ausgesprochenen, inzwischen zur festen Ueberzeugung in mir gewordenen Ansicht über Natur und Ursache der fraglichen Lähmungen sind es hauptsächlich, welche mich heute zur Herausgabe der folgenden Blätter in Gestalt einer erneuerten und vermehrten Auflage jenes Schriftchens veranlassen.

Wenn ich der abzuhandelnden Krankheit jetzt die Benennung „spinale Kinderlähmung" (*Paralysis infantilis spinalis*) vindicire, so glaube ich diess nicht ohne

Berechtigung thun zu können, insofern ich, wenigstens nach deren secundären Erscheinungen und einzelnen Erweisen der pathologischen Anatomie, ihren Zusammenhang mit einer Affection des Rückenmarks (wie ich diess in dem Schriftchen nachzuweisen suchen werde) so wenig von der Hand zu weisen. vermag, dass ich heute entschiedener als je diese Bezeichnung an die Spitze meiner Arbeit stellen zu müssen glaube. Meine Bemühung, diese Species von Nervenkrankheiten als eine besondere, von andern Paralysen des kindlichen Alters ganz verschiedene zu charakterisiren, möge überdiess auch in dem gegenwärtig so regen Streben nach Erkennung und Individualisirung der dem centralen Nervengebiete zugehörigen Affectionen ihren Commentar finden.

In diesem Sinne erlaube ich mir, diese Blätter als einen kleinen Beitrag zum grossen Ganzen der gütigen Beurtheilung meiner ärztlichen Collegen zu empfehlen.

Cannstatt, den 27. September 1859.

Der Verfasser.

Inhalt.

Einleitung.

Zu den verschiedenen Krankheiten, denen der kindliche Organismus in der ersten Zeit seines Lebens unterworfen ist, gehört eine gewisse Form von plötzlich eintretender Paralyse der untern Extremitäten, welcher in neuerer Zeit eine erhöhte Aufmerksamkeit zu Theil wurde.

Es ist zwar die Existenz dieser dem frühesten Kindesalter zukommenden Lähmungsfälle den ältern Aerzten nicht entgangen, wie diess aus Mittheilungen von Underwood, Shaw, Badham etc. ersichtlich ist; allein diese Schriftsteller geben hierüber nur kurze, unvollständige Bemerkungen und einige im Allgemeinen beschriebene Krankheitsfälle.

Ein Beweis davon liegt schon in dem, was der citirte englische Arzt Dr. John Badham in Worshop in der Londoner Medical Gazette Jahrgang 1836 von dieser Paralyse anführt, indem er am Schluss seiner Beschreibung dreier Fälle von plötzlicher Kinderlähmung sagt:

„Was ist der Grund dieser Paralyse? Worin besteht sie? Was ist dagegen zu thun?

„Diese Fragen wünscht der Verfasser beantwortet zu wissen, und er fordert die Aerzte aller Länder auf, ihre Ansichten und Erfahrungen über diesen Gegenstand durch die Zeitschriften bekannt zu machen."

Diese Aufforderung an die Aerzte nun war es zunächst, welche mich veranlasste, den meiner Behandlung übergebenen derartigen Fällen, deren Zahl sich im Jahre 1836 bereits auf

einige zwanzig belief, eine erhöhte Aufmerksamkeit zuzuwenden und alle möglichen Notizen über den primären und
secundären Krankheitsverlauf derselben von Seiten der Aerzte
und der Eltern der Patienten zu sammeln.

Schon im Jahre 1838 stellte ich in der dritten Sitzung
der medicinischen Section der Versammlung deutscher Naturforscher und Aerzte zu Freiburg einen von mir behandelten paraplegischen Fall vor, worüber der amtliche Bericht
Seite 83 Folgendes referirt: „Dr. Heine aus Cannstadt sprach
über Lähmungen, die im kindlichen Alter nach Convulsionen
entstehen können und gewöhnlich von bedeutender oder geringerer Difformität der untern Extremitäten begleitet werden. Er zeigte, dass dieselben, obgleich sie früher für un-
heilbar gehalten, doch durch zweckmässige Maschinen und
passende Heilmittel bedeutend gebessert werden können.
Als Beweis davon stellte er ein zwölfjähriges Mädchen vor,
welches nach Anwendung der genannten Hülfsmittel so weit
hergestellt ist, dass dessen untere Extremitäten einigermassen ihre Functionen erfüllen können."

Die in den folgenden Jahren sich vermehrten Beobachtungen machte ich im Jahre 1840 in einer Abhandlung mit
7 Tafeln, Stuttgart bei Franz Köhler, bekannt. Meine Schrift
hatte sich einer ermunternden, günstigen Aufnahme von
Seiten der Kritik zu erfreuen, so in Schmidt's Jahrbüchern
4. Supplementband, Seite 513, Rust's Magazin 66. Band
1. Heft, der Zeitschrift für rationelle Medicin von Henle und
Pfeifer, Band 7, Heft 1 und 2.

Romberg in seinem Lehrbuch der Nervenkrankheiten,
1840, 1. Band, Seite 757 bemerkt darüber: ·

„Um die Kenntniss dieser Lähmungszustände hat sich
Jac. Heine durch Veröffentlichung der in seiner orthopädischen
Anstalt zu Cannstadt gesammelten Beobachtungen über Lähmungszustände der untern Extremitäten und deren Behandlung etc. ein bleibendes Verdienst erworben."

In Frankreich erwähnt ihrer Duchenne in seinem Werke:
„L'électrisation localisée, Paris 1855."
Ausführlicher berichtet darüber der berühmte Schriftsteller über Kinderkrankheiten Rilliet in der Gazette médicale
Nr. 44 des Jahres 1851 (übersetzt im Journal für Kinderkrankheiten von Behrend und Hildebrand 18. Band, Seite 50).
In dem von Rilliet und Barthez herausgegebenen, von
Hagen übersetzten Handbuch der Kinderkrankheiten heisst es
2. Bd., Seite 646 ff.:
„Badham hat nur sehr interessante Beobachtungen ver-
öffentlicht, während Heine eine vollständige Monographie
geschrieben hat. Heine hat alle Theile dieser Krankheit gleich
sorgfältig behandelt, besonders gut hat er aber die zweite Pe-
riode beschrieben, in welcher die Temperatur des paralysirten
Theils sinkt und die Atrophie der Extremitäten beginnt etc."
„In England," heisst es dort dann weiter, „veröffentlichte
Dr. Kennedy in The Dublin Medical Press., 29. September
1841, seine erste sehr interessante Abhandlung. Später hat
West in der Londoner Medical Gazette 1845 und in seinem
Handbuch der Kinderkrankheiten, 1848, darüber geschrieben.
„In Frankreich," bemerken Rilliet und Barthez, „haben
wir zuerst (1843) die Aufmerksamkeit der Aerzte auf diese
Paralyse gewandt" u. s. w.
Bouchut erwähnt derselben erst im Jahr 1854 in seinem
Handbuch der Kinderkrankheiten.
Auch in der deutschen Literatur wie in der englischen
und französischen fand sich beim Erscheinen meiner Abhand-
lung 1840 nichts Näheres über diese Form von Kinder-
lähmung vor. Das Schriftchen von Dr. G. von Breuning:
„Wiederbelebung gelähmter Gliedmassen durch den
Sehnenschnitt," Wien etc., erschien im Jahre 1844. Dr.
G. Ross in seiner Abhandlung „Zur Pathologie und Therapie
der Paralysen, Braunschweig 1855," sagt Seite 3:
„Die nachfolgenden Beobachtungen wurden von mir dem

grössten Theile nach in der Meinung gemacht, mich in mir eigenthümlichen therapeutischen Auffassungen zu bewegen, bis ich vor Kurzem gewahr wurde, dass das „Alles schon dagewesen" auch auf meine Beobachtungen passe; denn im Wesentlichen hat schon Jac. Heine „Beobachtungen etc." dasselbe gebracht etc. Jedenfalls scheint Heine das Verdienst zuzukommen, dasjenige, warum es sich hier handelt, zuerst praktisch ausgeführt zu haben, nämlich: fast gänzlich ge-lähmte Gliedmassen zum Gehen zu benutzen."

Professor Dr. Vogt in Bern bemerkt in seiner kürzlich erschienenen Abhandlung über die sogenannte essentielle Lähmung der Kinder, Bern 1858, Seite 1:

„Heine erwarb sich das Verdienst, durch seine Schrift „Beobachtungen etc." die Aerzte in Deutschland mit dieser Krankheit näher bekannt gemacht zu haben."

Endlich sagt Professor Dr. Bardeleben in der soeben erschienenen zweiten Ausgabe seines Lehrbuchs der Chirurgie und Operationslehre, 6. Lieferung, Seite 872: „Während Badham uns eine Reihe einschläglicher Beobachtungen mit-theilte, gelang es Heine, in einer anerkannt vortrefflichen Monographie einiges Licht über diesen dunkeln Gegenstand zu verbreiten, und insbesondere die therapeutischen Erfolge einer rationellen Orthopädie nachzuweisen," sodann Seite 881, wo von der Mangelhaftigkeit der primären Indicationen die Rede ist: „Anders verhält es sich mit der Behandlung der Krankheit in spätern Stadien, zunächst mit der Behandlung der Muskelatrophie und der consecutiven Difformitäten. Hier hat Heine zuerst Bahn gebrochen, indem er zeigte, wie glänzende Resultate sich selbst bei unheilbaren Lähmungen erzielen lassen."

Die angeführten Citate erlaubte ich mir nur desshalb zu erwähnen, weil aus denselben für sich sprechend hervorgeht, dass die Schriftsteller meiner Abhandlung über die frag-liche Kinderlähmungsform den deutschen, englischen und

französischen Aerzten gegenüber die Priorität zuerkennen. Die
Würdigung meiner geringen Leistungen von Seiten so aus-
gezeichneter Männer wie Rilliet, Romberg, Vogt, Bardeleben etc. dürfte vielleicht geeignet sein, dem Gegenstande
noch grössere Aufmerksamkeit zuzuwenden; auch findet man
schon seit dem Erscheinen meiner ersten Ausgabe in zunehmendem Grade die in- und ausländischen Journale mit
einer grossen Zahl solcher Fälle bereichert und dadurch die
darin angeführte Behauptung von dem nicht seltenen Vorkommen dieser Krankheit auf's Vollkommenste bestätigt.
Leider sind unter den von andern Schriftstellern als solche
angeführten Fällen manche enthalten, die nicht zur Cate-
gorie meiner Kinderlähmung gehören, wodurch statt grösserer Aufklärung vielfach wieder Verwirrung in die ganze Sache
gebracht wurde, eine Verwirrung, welche durch den weitern
Missstand um so leichter Platz greifen konnte, dass von so
manchen Autoren mit dem ganz allgemeinen Namen „Kinderlähmung" speciell bald diese, bald jene der ätiologisch und
pathologisch anatomisch verschiedensten Formen von Paralysen
des kindlichen Alters bezeichnet wurde, und welche darunter
zu verstehen sei, der Interpellation des Lesers überlassen blieb.
    Um so mehr muss es daher im Vorliegenden Aufgabe
werden, die reine Form unserer *Paralysis infantilis spinalis*
von willkürlich beigemengten fremden Elementen zu sondern.
    Ich selbst habe nun seit jener Zeit wieder 130 Patienten
vom zweiten bis zwanzigsten Lebensjahre mit solchen, paraplegischen, hemiplegischen [1] und partiellen, Lähmungszuständen in meiner Anstalt behandelt.

---

[1] Unter der hemiplegischen Form dieser Kinderlähmung ist immer
nur die paralytische Affection einer untern Extremität in direktem
Gegensatz zu „Paraplegie-" Lähmung beider untern Extremitäten, ver-
standen, während man sonst mit Hemiplegie bei cerebralen Lähmungen
in der Regel die Paralyse einer Seite, d. i. des Armes und Beines derselben zugleich zu bezeichnen sich gewöhnt hat, wie sie bei der paralysis
infantilis nie gefunden wird.

Längst war es meine Absicht, auch dieses während meiner weiteren praktischen Thätigkeit angehäufte Material zu verwerthen; allein Mangel an Zeit und die Hoffnung, durch Zuwarten vielleicht in den Besitz von Sectionsergebnissen solcher an anderen Krankheiten gestorbener Gelähmter zu gelangen, liessen mich erst jetzt zur Ausführung meines Vorhabens kommen. Es fehlen uns nämlich leider noch nähere Aufklärungen von Seiten der pathologischen Anatomie. Desshalb wandte ich mich vor zwei Jahren an die Organe verschiedener Journale mit der Bitte an die Aerzte um Veröffentlichung etwaiger Leichenöffnungen, resp. ihrer Resultate; allein so bereitwillig die verehrlichen Redactionen dieser wichtigen Frage ihre Spalten öffneten, wofür ich hiemit öffentlich meinen Dank ausspreche, so blieb doch die Erfüllung meines im Interesse der Wissenschaft gehegten Wunsches mehrentheils unbefriedigt, was wohl darin seinen Grund haben mag, dass derartige Patienten an dieser Lähmung nicht zu Grunde gehen und die Eröffnung der Gehirn- und Rückenmarkshöhlen namentlich in der Privatpraxis oft unüberwindliche Schwierigkeiten findet. Je mehr ich auch in dieser Ausgabe das Mangelhafte der pathologischen Anatomie, welche gleichsam den Schlussstein des Fundaments zur Lehre von dem noch immer räthselhaften Wesen dieser Krankheit bilden muss, bedaure, desto mehr müssen wir uns bis zur Ausfüllung der Lücke an die allseitigen Erscheinungen des Krankheitszustandes in seinem primären und secundären Stadium halten und aus der Analogie anderer para- und hemiplegischen Krankheitsformen des kindlichen Alters, soweit Sectionsergebnisse von denselben vorliegen, die bezüglichen Schlüsse zur Begründung unserer Lähmungsform zu ziehen und die differentielle Diagnose festzustellen suchen.

In letzterer Hinsicht werden wir schon durch die diesen Lähmungen zu Grunde liegende Constanz der Erscheinungen

.wesentlich unterstützt; denn jeder Arzt, der auch nur flüchtig eine gewisse Zahl von diesen Lähmungsformen beobachtete, wird sehr bald etwas Gemeinschaftliches in ihren äussern Erscheinungen und eine gewisse Zusammengehörigkeit derselben nach dem charakteristischen Krankheitsbilde in ihnen leicht erkennen, was ihn befähigen wird, mit Sicherheit diese *Paralysis infantilis* von der Zahl der übrigen Kinderlähmungen auszuscheiden.

Die differentielle Diagnose sowohl wie die Therapie haben in neuerer Zeit durch die geistreichen Versuche Duchenne's u. A. mittelst inducirter galvanischer Ströme in vielfacher Hinsicht ein wichtiges Unterstützungsmittel erlangt. Indessen haben schon viel früher die durch ihre Forschungen und Entdeckungen auf dem Gebiet der Nervenphysiologie und Pathologie um die differentielle Diagnose der Gehirn- und Rückenmarkslähmungen nicht minder als um die Lehre von den Reflexactionen hochverdienten Männer, M. Hall und Joh. Müller, wichtige und interessante Gesetze festgestellt, deren Richtigkeit ich in vielen Lähmungsfällen anderer Art bestätigt fand, und deren hohen diagnostischen Werth zur Unterscheidung derselben von unserer Paralyse ich vollkommen anerkenne.

Indem wir nun zur Beschreibung unserer Krankheit nach ihren Symptomen, ihren ätiologischen Momenten, ihrer Diagnose, Prognose und Therapie im Einzelnen übergehen, müssen wir gleich von Anfang an zwei Stadien derselben, ein primäres, akutes Anfallsstadium und ein secundäres chronisches Stadium auseinanderhalten, welche übrigens ohne merkliche Trennung in einander übergehen, und die wir demgemäss auch in engem Zusammenhange im Folgenden betrachten werden.

Symptomatologie.

Krankheitserscheinungen des ersten oder primären Stadiums.

Das erste, akute, Stadium dieser Kinderlähmung äussert sich durch folgende Symptome:

Gesund und wohlgestaltet geborene Kinder vom 6. bis zum 36. Monat erkranken, nachdem sie bis dahin einer guten, meistens selbst kräftigen und blühenden Gesundheit sich zu erfreuen hatten, seltener nach vorausgegangenem leichtem Unwohlsein, plötzlich unter den Erscheinungen von Hitze, Fieber, Congestionen nach dem Kopf, grosser Unruhe, überhaupt mit den Zeichen allgemeiner Irritation. Dabei zeigen sich häufig deutliche Symptome erschwerter Dentition, die Kinder greifen nach dem Munde, aus welchem Speichel ausfliesst, die Alveolarränder sind stellenweise angeschwollen und heiss, der Schlaf ist unruhig, durch paroxysmenweises Schreien unterbrochen und die Augen stehen dabei oft halb offen.

Nach Andern soll zuweilen die Krankheit unter den Erscheinungen von Erbrechen, Diarrhöe und rheumatischem Fieber auftreten. In seltenen Fällen liegt ihrer Entstehung ein akuter, exanthematischer Krankheitsprocess zu Grunde. Den genannten Erscheinungen folgen nun öfters Convulsionen leichteren oder stärkeren Grades, welche sich nach Intervallen wiederholen. Bei zwei Kindern, die ich später behandelte, trat die Krankheit plötzlich mit Uebelkeit, Zusammensinken des Körpers, Schäumen vor Mund und Nase, Convulsionen, Blauwerden des Gesichts etc. auf. Sehr oft aber fehlen alle diese stürmischen Erscheinungen ganz, und die Lähmung stellt sich nach vorausgegangenem leichtem Fieber und Hitze, gleichsam über Nacht und unvermerkt ein, nachdem das kräftige Kind anscheinend noch ganz gesund zu Bette gebracht wurde. Ein solch milder Verlauf, nur mit dem Charakter eines kaum beachtenswerthen ephemeren Fiebers, ist sogar das überwiegend häufigere, und nur zu oft im Stande, Aeltern und Aerzte über die schweren Folgen der Krankheit in Täuschung zu versetzen. So wenig bedeutungsvoll aber dem Anscheine nach derartige leichtere Anfälle an und für sich sind, so sehr schwebt das Kind bei stürmischen Insulten in Lebensgefahr, wenn gleich Fälle von wirklich erfolgtem tödtlichem Ausgang ohne weiter hinzutretende Complicationen mir nicht bekannt geworden sind.

Gewöhnlich beschränkt sich der Anfall auf sein einmaliges Auftreten; in selteneren Fällen wiederholt er sich in der ersten Zeit noch einige Male in leichteren Gichterparoxysmen, die dem ersten Insulte indessen an Intensität nicht gleichkommen. Mit dem Verschwinden der irritativen Erscheinung des letzteren liegt das Kind ruhig, matt und blass da, blickt um sich, als ob es von einem tiefen Schlaf erwacht wäre, und die Eltern geben sich schon der frohen Hoffnung vollständiger Wiedergenesung ihres Kindes hin, bis sie beim Aufheben und Stellen desselben mit Schrecken gewahren, dass es gelähmt ist. Meist zeigen sich die untern Extremitäten paralysirt, oft gleichzeitig auch der ganze Oberkörper, so dass die kleinen Patienten, welche vor der Krankheit schon stehen und gehen konnten, nicht nur dieser Fähigkeiten, sondern auch der, allein zu sitzen und den Kopf aufrecht zu tragen, beraubt sind. Häufig findet man aber nur ei ne untere Extremität, indessen stets ohne gleichzeitige Affection eines Armes (die hemiplegische Form unserer Lähmung), oder auch nur einzelne Muskeln eines oder beider Beine gelähmt. Am seltensten wird ein Arm und die ganze Schulter, und zwar ohne alle Betheiligung der untern Extremitäten, gelähmt und bewegungslos an der Seite herunterhängend gefunden. Blase und Mastdarm sind, wenn zuweilen auch vorübergehend, geschwächt, so doch nie dauernd gelähmt.

Mit dem Eintritt der Lähmung hat sich nun der akute Krankheitsprocess des ersten Stadiums erschöpft, und die Krankheit geht in ihr zweites Stadium über.

Zweites oder secundäres Stadium.

Dieses Stadium als solches eingeführt durch das Zustandekommen der Paralyse, umfasst in weiterer Entwicklung die der Lähmung sich anschliessenden Hauptcharaktere unserer Krankheitsform. Untersucht man die paralysirten Glieder genauer, so findet sich fürs Erste der frühere *Turgor vitalis* vermindert, Haut und Muskulatur schlaffer und weicher; die Beine lassen sich willenlos biegen und strecken und in jede beliebige Lage bringen, ohne dass das Kind einen spontanen Widerstand entgegenzusetzen vermöchte, und sind in dieser Zeit noch vollkommen frei von aller Contractur. Die Empfindung in den afficirten Theilen ist nicht erloschen und nur bei intensivem Verlauf der Krankheit etwas abgestumpft und weniger deutlich als an gesunden Stellen der Haut. Sei es durch Naturbestrebung oder durch kräftige Kunsthilfe, die Lähmungserscheinungen des Oberkörpers und der Arme vermindern sich allmählig wieder bis zu einem gewissen Grade, die Kinder erlangen nach und nach wieder die Kraft zu sitzen und den Kopf zu tragen, und nur im Rückgrate bleibt oft noch eine sichtliche paralytische Schwäche zurück, die bald zu der bekannten *Scoliosis paralytica* führt. Ebenso wird in manchen Fällen, wo ursprünglich beide untern Extremitäten gelähmt waren, eine derselben wieder mehr oder weniger frei und es bleibt statt Paraplegie nur noch eine Hemiplegie zurück. Dasselbe beobachtet man bei primär weniger intensiver paralytischer Affection beider Beine, indem dieselbe zuweilen nur als partielle Lähmung der Muskeln des Unterschenkels und Fusses persistirt. Diese Wahrnehmungen dürften die Vermuthung unterstützen, dass die extensive und intensive Abnahme der Lähmungerscheinungen die Folge allmälig eintretender Resorption von in die Nerven-Centren erfolgten Exsudationen sei, wodurch dieselben wenigstens theilweise wieder vom Druck befreit werden. Die Verminderung der paralytischen Erscheinungen sowohl im Oberkörper als in den Beinen erreicht aber nach 4—8 Wochen ihre Grenze; die zurückbleibende Paralyse wird dauernd und geht jetzt in allmählige Atrophie und in die weiteren secundären Folgen des zweiten Stadiums über.

Das Erste, was uns ausser der angegebenen Lähmung in diesem Stadium entgegentritt, ist die successive Abnahme der Eigenwärme in den paralysirten Gliedmassen, was sich schon durch blosses Anfühlen mit der Hand und Vergleichung mit den gesunden Theilen leicht erkennen lässt. Bald folgt sodann Schwinden der bei kräftigen Kindern oft reichlich vorhandenen Fett- und Muskelmasse. Dieser Schwund, bei der niederen Volksklasse „Schweine" genannt, wogegen sie oft ihre Zuflucht zur Sympathie nimmt, stellt sich in der Regel jedoch nicht rasch ein und wird erst nach Verlauf von einem, zwei, drei Jahren recht auffallend, an den Unterschenkeln und Füssen immer bedeutender als an den Oberschenkeln. In hohem Grade ist diess auch bei dem einzeln vorkommenden gelähmten Arme der Fall.

In der ersten Zeit manifestiren die noch einige Lebenskraft besitzenden Muskeln und Sehnen wenig Tendenz zu Retractionen, und nur die Achillessehne findet man zuweilen schon bald-etwas verkürzt. Von dem Zeitpunkt an jedoch, wo die Kinder den Versuch machen, sich auf irgend welche Weise fortzubewegen, die paraplegischen auf Händen und Füssen, die hemiplegischen auf Krücken, und die nur partiell gelähmten geführt, bilden sich, wenn nicht durch entsprechende Mittel diess gleich Anfangs verhindert wird, Contracturen und Deformitäten. Die Beine werden später bei nur etwas kühler Temperatur dunkelblau, es bilden sich leicht Frostbeulen und Geschwüre, die sehr langsam und nur durch warme Umwicklungen zur Heilung gebracht werden können. Im Allgemeinen schreitet dabei das Längenwachsthum der gelähmten Glieder ziemlich vorwärts, indessen sieht man bei einseitig Gelähmten doch bald deutlich, dass auch hierin eine wesentliche Beeinträchtigung stattfindet, die sich während der Entwicklungsjahre immer merklicher macht und oft eine Differenz von 1—4 Zoll zwischen dem kranken und gesunden Beine nachweist. Denselben, wenn gleich nicht so bedeutenden Unterschied findet man auch bei dem gelähmten Arme. Diese longitudinelle Wachsthumshemmung vertheilt sich proportionell auf Fuss, Unter- und Oberschenkel, ebenso auf die Hand, Vorder- und Oberarm. Parallel damit geht der Lähmungseinfluss auf die peripherische Entwicklung der Knochen. Schon eine oberflächliche Untersuchung findet die langen Knochen dünner, die Epiphysen und die übrigen normalen Knochentuberanzen kleiner und weniger hervortretend, den Umfang der Patella sowie des Schulterblattes und der Schulter oft um ein Drittel kleiner.

Nicht selten entstehen bei para- und hemiplegischen Patienten laterale Rückgratsverkrümmungen, die vermöge ihrer paralytischen Natur sich später zu den grässlichsten Deformitäten des ganzen Oberkörpers ausbilden, wie diess die Figuren 2, 3 und 4 (Tafel II, III und IV) zeigen.

Im Uebrigen aber geniessen die Patienten im weitern

Verlauf ihres Lebens, soweit diess unter den obwaltenden
Umständen überhaupt möglich ist (trotz des immerwährenden
Sitzens der Paraplegischen) einer relativ guten allgemeinen
Gesundheit. Der Stuhlgang ist natürlich oft träge, aber
gleich der Urinsekretion dem Willen nicht entzogen. Auch
die Menstruation erleidet keine Beeinträchtigung, ja ich beobachtete einmal ihr Auftreten bei einer erst zwölfjährigen
Patientin. Die Geistes- und Sinnesfunctionen waren in keinem
von mir beobachteten Falle irgendwie alterirt. Auge, Sprache,
Gehör, Gesichtsausdruck etc. deuten auf keinerlei Störungen
der Cerebralfunctionen. Merkwürdig ist noch, dass die von
mir behandelten Patienten später eingetretene Kinder- und
sonstige Krankheiten ganz leicht überstanden. Ebenso charakteristisch für diese Lähmungsform ist, dass die an derselben Leidenden gar nicht selten ein höheres Lebensalter
erreichen, obgleich sie in Ermanglung von Kunsthülfe oft
ihr Leben auf Krücken, auf Händen und Füssen, oder, wie
man diess zuweilen bei armen Menschen dieser Art sieht,
auf einem niedern Wägelchen befestigt, mit Maurerscheid-
ähnlichen Griffen in den Händen, als Bettler an den Wegen
zubringen, und sind mir derartige Unglückliche von 50 und
mehr Jahren bekannt geworden.

Analyse der Erscheinungen des zweiten Stadiums.

Nachdem ich im Vorangegangenen ein zusammenhän-
gendes Bild der Krankheit gegeben, gehe ich auf die einzelnen Symptome vorzüglich des sekundären Stadiums und
die ihnen eigenthümlichen Verhältnisse noch des Näheren ein.
1) Was zunächst die Lähmung betrifft, so erscheint dieselbe, wie bemerkt, als Abschluss der primären Krankheitserscheinungen, der akute Krankheitsprocess hat in ihr
gleichsam seine Lysis gefunden. Waren während desselben

in manchen Fällen Hirnsymptome nicht zu verkennen, so sind diese mit den Anfällen vollkommen erloschen, die Lähmung wie die übrigen consecutiven Erscheinungen des zweiten Stadiums stehen mit ihnen nicht im Connexe und dürfen auch in keinerlei ätiologisches Verhältniss zu denselben gebracht werden. Der Kopf ist von jeder paralytischen Affection frei geblieben, Intelligenz und Denkvermögen sind ungetrübt erhalten und das Sehen, Hören nebst allen andern Sinnesfunctionen in keiner Weise beeinträchtigt, wie es bei Cerebrallähmungen zumal mit solcher Ausnahmslosigkeit nicht der Fall ist. Interessant ist bei dieser Lähmung die auffallende Schlaffheit der afficirten Theile, welche weit höhere Grade, als bei andern Arten von Lähmung erreicht, eine Schlaffheit, deren grosse Intensität sich dadurch kund gibt, dass die Kinder oft im Stande sind, ihre Beine wie Puppenglieder um die Schultern zu schleudern; interessant auch das anfängliche Fehlen aller Contracturen, deren Eintritt nie während oder unmittelbar nach der akuten Periode beobachtet wurde. Immer tritt die Lähmung an den von ihr befallenen Theilen zumal ein, nie wird man finden, dass zuerst nur die eine und erst in späterer Zeit die andere Extremität von ihr ergriffen worden wäre, und während, wie schon erwähnt, ein Rückschreiten derselben in der Art, dass anfänglich gelähmte Theile ihre Bewegungsfähigkeit wieder erlangen können, nicht selten stattfindet, kommt dagegen eine Ausdehnung derselben ihrem früheren Verbreitungsbezirk gegenüber z. B. von einem auf das andere Bein nicht vor. Beide Arme für sich allein findet man nie gelähmt, ebenso wenig Arm und Bein einer Seite zugleich, wohl aber beide Beine oder nur einen Arm oder nur ein Bein. Häufig erstreckt sich die Lähmung nicht nur auf beide untern Extremitäten, sondern auch auf den ganzen Oberkörper und afficirt namentlich die Wirbelsäule mit ihrem speciellen Muskelapparat, was sich an der bald darauf folgenden paralytischen Scoliose deutlich zeigt. Es scheinen demnach in solchen Fällen die beiderseitigen vom Plexus lumbalis und sacralis zu den Muskeln der untern Extremitäten abgehenden, sowie an der *Columna vertebralis* aufwärts ausstrahlenden Bewegungsnerven des Spinalsystems paralytisch afficirt zu sein. In andern Fällen bei Hemiplegie scheint sich die paralytische Affection auf den Lumbar- und Sacralplexus einer Seite zu beschränken. In dem seltenen Fall von Lähmung eines Armes muss eine Paralyse des betreffenden *Plexus brachialis* angenommen werden, weil hier meistens sämmtliche Armmuskeln ihre Bewegungsfähigkeit verloren haben.

Fälle von Kreuzlähmung sind überhaupt sehr selten und bei unserer Lähmung keine bekannt. Ob häufiger das rechte oder linke Bein, der rechte oder linke Arm als bleibender Sitz der Paralyse erscheint, darüber lässt sich nichts Entschiedenes constatiren. Das Gefühl ist in den afficirten Theilen anfangs allerdings einigermassen getrübt, kehrt aber späterhin nach und nach wieder fast ganz zur Norm zurück, so dass die Kranken jeden Stich, jede Berührung deutlich in denselben empfinden. Der electrische Reiz äussert je nach der Intensität der Paralyse keine oder nur geringe Wirkung mehr auf die gelähmten Muskeln, was für diese Form von Lähmung besonders charakteristisch ist. Schmerzen sind in der secundären Periode nirgends, auch nicht bei Druck vorhanden; in der akuten Periode kann das Fehlen solcher, vor Allem im Rücken, mindestens nicht nachgewiesen werden, da die kleinen Kinder, wenn auch Schmerzhaftigkeit zugegen ist, dieselbe verständlich zu machen nicht fähig sind.

2) Eine weitere Erscheinung des secundären Stadiums ist die Abnahme der Eigenwärme der gelähmten Glieder. Um zu ermitteln, in welchem Grad und Zeitverhältniss dieses Sinken der Temperatur stattfindet, habe ich bei vielen meiner

Patienten in verschiedenen Zeitabschnitten Temperaturmessungen vorgenommen und ihre Resultate in einer Tabelle beigefügt, aus welcher ersichtlich ist, dass die Eigenwärme vom Centrum nach der Peripherie allmählig abnimmt und an den kältesten Stellen der paralysirten Extremität bis zu 14⁰ R. heruntersinkt. Diese Kälte ist bei dieser specialen Kinderlähmung sehr bezeichnend, sofern sie in solchem Grade bei andern Paralysen, z. B. bei *Hemiplegia cerebralis spastica* oder *Cyphosis paralytica* nicht vorkommt. Das Ergebniss der Untersuchungen, welche ich über das mit der Zeit stetig fortschreitende Sinken der Eigenwärme bis zu den genannten niedern Graden bei einer Paraplegie und einer Hemiplegie in verschiedenen auf einander folgenden Zeitabschnitten anstellte, ist in folgende Tabelle niedergelegt:

Temperaturmessung bei 14⁰ R. Zimmerwärme:

I. bei einer Hemiplegie.

Alter bei den verschiedenen Messungen.	Orte der Messung.		
	Oberschenkel.	Unterschenkel.	Fusssohle.
14 Monate	24^0 R.	20^0 R.	19^0 R.
26 Monate	23^0	19^0	$18^1/_2{}^0$.
36 Monate	20^0	17^0	$16^1/_2{}^0$.

II. bei einer Paraplegie.

Alter bei den verschiedenen Messungen.	Orte der Messung.		
	Oberschenkel.	Unterschenkel.	Fusssohle.
15 Monate	23^0 R.	22^0 R.	21^0 R.
27 Monate	22^0	20^0	18^0.
40 Monate	21^0	$17^1/_2{}^0$	17^0.
52 Monate	19^0	$17^1/_2{}^0$	16^0.

Zur Vergleichung der Temperaturbefunde bei unserer Paral. infant. spin. mit den bei andern spastischen und cerebralen Lähmungen diene nachstehende Tabelle:

Resultate vergleichender Messungen der Eigenwärme bei verschiedenen Lähmungen der Kinder.

(Bei 14° R. Zimmerwärme.)

			Fälle von Paralysis infantilis spinalis (non spastica).					Fälle von Paralysis infant. cerebralis et spinalis spastica.	
Nro.	Alter.	Lähmungsform	Ort der Messung.	Grade nach Réaumur.	Nro.	Alter.	Lähmungsform	Ort der Messung.	Grade nach Réaumur.
1.	4½ J.	Paraplegie.	Achselhöhle . . .	27	1.	10 J.	Paraplegia cyphotica mit gänzl. Verlust d. Bewegungs- und Gefühlsvermögens.	Achselhöhle . . .	30
			Dorsalgegend . .	26				Dorsalgegend (ober-	
			Lumbalgegend . .	26				halb der cyphoti-	
			Oberschenkel . .	24				schen Erhöhung).	28½
			Unterschenkel .	20				Lumbalgegend . .	27½
			Fussrücken . . .	19				Oberschenkel . .	27
			Fusssohle	18				Unterschenkel . .	25½
2.	6 J.	Paraplegie.	Achselhöhle . . .	29				Fussrücken . . .	25
			Mitte der Rücken-					Fusssohle	25
			wirbelsäule . .	27					
			Lendenwirbelsäule .	26	2.	10 J.	Paraplegia cyphotica (wie oben).	Achselhöhle . . .	29
			Oberschenkel . .	23				Gegend oberhalb der	
			Unterschenkel . .	20				cyphot. Erhöhung	28
			Fussrücken . . .	18½				Gegend unterhalb	
			Fusssohle	17				derselben . . .	28
3.	8 J.	Paraplegie.	Rückenwirbelsäule .	28				Oberschenkel . .	27
			Lendenwirbelsäule .	27				Unterschenkel . .	26
			Oberschenkel . .	21				Fusssohle	26
			Unterschenkel . .	14½	3.	7 J.	Hemiplegia cerebralis (der linken Seite).	Linke (kranke) Seite:	
			Fusssohle	14				Achselhöhle . . .	29
4.	12 J.	Paraplegie.	Achselhöhle . . .	29				Oberarm	26
			Rückenwirbelsäule .	26½				Unterarm	25½
			Lendenwirbelsäule .	25½				Mitte der Wirbelsäule	27
			Oberschenkel . .	18½				Oberschenkel . .	27
			Unterschenkel . .	17				Unterschenkel · . .	25
			Fusssohle	14½				Fusssohle . . .	20

Valentin führt in seiner Physiologie I. Bd. S. 149 einige Temperaturmessungsresultate unter Anderen bei Paralysen an, woraus ich noch Folgendes entnehme:

v. Heine, spinale Kinderlähmung.   2

a) Lähmung des Fusses nach Durchschneidung des *Nervus ischiadicus* bei einer Frau:

Aeusserer gesunder Knöchel 30,00⁰ C.

Kranker Knöchel 31,25⁰ C.

Gesunde Zehen 28,75⁰ C.

Kranke Zehen 30,00⁰ C.

b) Hemiplegie der rechten Seite bei einem Mann:
Biceps brachii der gesunden Seite 36,85⁰ C.

Derselbe der kranken Seite 36,85⁰ C.

c) Hemiplegie der linken Seite bei einem Mann von 45 Jahren:

Biceps brachii der gesunden Seite 36,40⁰ C.

Desgleichen der kranken Seite 36,60⁰ C.

Wadenmuskel der gesunden Seite 36,60⁰ C.

Desgleichen der kranken Seite 36,60⁰ C.

Haben wir in den vorangehenden Zusammenstellungen die Verhältnisse des Sinkens der Eigenwärme festgestellt, so bleibt uns zunächst die Frage zu beantworten, durch welche Momente diese Temperaturabnahme veranlasst und begründet sein dürfte. Die hauptsächlichste Quelle der animalischen Wärmebildung ist bekanntlich der Verbrennungs- oder Oxydationsprocess, mittelst dessen arterielles Blut erzeugt und allen Theilen des menschlichen Körpers ernährungs- und wärmebildendes Material zugeführt wird. Wie die Wärmeerzeugung zu der Menge der Nahrung einerseits und der Aufnahme des Sauerstoffs andererseits im Verhältniss steht, so hängt die Temperatur der einzelnen Körpertheile mit dem Blutzuflusse zu denselben zusammen, in der Art, dass eine Verhinderung des letzteren eine rasche Verminderung der Eigenwärme in ihnen zur Folge hat. Einen bedeutenden, obgleich mehr indirekten Einfluss hat aber das Nervensystem bei diesem Processe, wie diess unter Anderem die Thatsache nachweist, dass in Folge von Durchschneidung des Rückenmarks oder einzelner Nerven ein

schnelles Sinken der Wärme in den betreffenden Theilen
eintritt und die weitere Thatsache, dass ein Gleiches in
geringerem Grade bei Ohnmachten und ähnlichen Nerven-
zufällen beobachtet wird. Dieser Einfluss, mag er ausschliesslich aus der Einwirkung des Nervensystems auf die
Blutströmung gedeutet werden oder mag daneben auch in
direkter Weise eine Entstehung von Wärme bei der Funk-
tionsübung der Nerven selbst möglich sein, macht jedenfalls
die Temperaturabnahme bei Nervenaffectionen, speciell bei
unsern vorliegenden Lähmungen, erklärlich. Ist aber der
Nerveneinfluss auf das Gefässsystem und damit auf die
Wärmebildung zugestanden, so ist auch die Ansicht gerechtfertigt, dass, sofern in Folge der Lähmung weniger
Blut zu den afficirten Theilen geleitet wird, eben dadurch
nothwendig auch neben der Wärmeabnahme Volumensver-
minderung der betroffenen Gebilde, wie sie sich am evi-
dentesten in dem Muskelschwunde äussert, bedingt und
unterhalten wird. Der Zusammenhang zwischen beiden
wird schon durch oberflächliche Untersuchung längerdauern-
der Gliederlähmung bestätigt, indem man hier an zugäng-
lichen Stellen neben atrophirten Muskeln die Arterien klein,
dünn und den Puls oft ganz schwach und fadenförmig findet, zweitens aber direkter noch durch pathologisch anatomische Untersuchungen bei dauernd gelähmten Gliedern
erwiesen. So fand Hutin in einem von ihm untersuchten
Falle von dauernder Paraplegie die arteriösen, venösen und
lymphatischen Gefässe namentlich in dem untern Theil der
Beine theils geschwunden, theils sehr verkleinert und ver-
engt, und Andere berichten ähnliche Beobachtungen. Endlich liegt aber noch eine wichtige Quelle der Wärmebildung
in der Muskelcontraction; Bewegungen einzelner Mus-
kelparthien steigern nach angestellten Versuchen deren
Wärme (und zwar oft um einen oder mehrere Grade) und
in Folge davon mittelbar auch die Wärme der Haut. Als

ein weiteres Moment der Temperaturabnahme wird daher neben dem gestörten Nerveneinfluss die gänzliche Unmöglichkeit oder doch Beschränkung der Bewegungen in den gelähmten Muskeln anzusehen sein. Nach all' dem bleibt die Frage offen, warum gerade nur bei unserer *Paralysis infantilis spinalis* ein so auffallendes Sinken der Eigenwärme beobachtet wird und bei den cerebralen und spastischen Spinallähmungen, wo man die gleichen Momente als in Kraft tretend annehmen könnte, dasselbe nur in geringem Masse oder gar nicht zur Geltung kommt? Man musste hienach zu der Annahme gelangen, dass in der Betheiligung gerade des Rückenmarks bei unserer Lähmung der Grund für eine gestörte Wärmeerzeugung zu suchen sei, gegenüber den vom Gehirn ausgehenden Lähmungen, bei denen auch das präsumptive ursächliche Moment für die Atrophie (die bei Gehirnlähmungen ebenfalls nie so hochgradig ist) nicht zur rechten Entwicklung käme, und doch sprechen hiegegen wiederum zwei Fälle von *Cyphosis paralytica,* die mir zur Beobachtung kamen, bei welchen neben ausgesprochener Atrophie die normale Temperatur in den paralysirten Theilen vollkommen erhalten war; zur Festhaltung unserer Theorie müsste demzufolge wieder diese Verschiedenheit des Temperaturverhaltens in den beiden Formen auf eine Verschiedenartigkeit in der Affection des Rückenmarks bezogen werden. Sind wir somit bei dem heutigen Standpunkt der Physiologie eine genügende Erklärung dieser Verhältnisse zu geben nicht im Stande, so dürften dieselben doch jedenfalls für weitere Forschungen in der Lehre von der animalischen Wärme selbst einiges Interesse bieten.

3. Zu den der Zeit nach weiter sichtbaren Folgen der Paralyse gehört die erwähnte Muskelatrophie der gelähmten Extremitäten. Diese gibt erst grössere Fortschritte zu erkennen zu einer Zeit, wo das Sinken der Temperatur schon zu deutlicher Ausbildung gekommen, steht aber im ferneren

Verlauf immer in bestimmten Beziehungen zu demselben. Sie geht, wie das entworfene Krankheitsbild lehrt, in keinem Falle der Lähmung voraus, sondern gehört stets zu den consekutiven, durch letztere erst bedingten Erscheinungen und möchte ich mich überhaupt für alle Paralysen, sofern sie von Schwund begleitet sind, in der Streitfrage, ob die Atrophie oder die Lähmung der sekundäre Process sei, zu Ansicht Derjenigen bekennen, welche in der Lähmung das primitive, für die Atrophie ursächliche Moment erblicken und diese daher immer jener nachfolgen lassen.

Wie schon oben angedeutet, kann die Muskelatrophie gleichfalls nur auf die Alteration des Nervensystems und seines Einflusses auf die Ernährung der gelähmten Glieder bezogen werden, womit die Beschränkung der Blutzufuhr zu denselben durch die verengten Arterien im unmittelbarsten Connexe steht. Um auch hier aufzufinden, in welchem Zeitverhältniss dieser Muskelschwund zunimmt, habe ich bei zwei während vier Jahren beobachteten Patienten, einem hemiplegischen und einem paraplegischen jährliche Mensurationen vorgenommen, deren Resultate in beigelegter Tabelle angegeben sind. Der hemiplegische Patient, ein vor dem Insult blühend gewesener Knabe, wurde im zehnten Lebensmonat gelähmt und die erste Mensuration vier Monate später, also im vierzehnten Monat, von mir begonnen. Den zweiten paraplegischen Patienten, ein im neunten Monat paralysirtes, früher gesundes und kräftiges Mädchen, hatte ich Gelegenheit während vier Jahren zu beobachten.

I. Hemiplegie. (Links.)

Mensurationen.	Umfang der Mitte des Oberschenkels.		Umfang der Mitte des Wadens.	
	links:	rechts:	links:	rechts:
I. Mens. im Alter von 1 Jahr	21 C.M.	24 C.M.	15 C.M.	16 C.M.
II. Mens. im Alter von 2 Jahren	19 „	24 „	14 „	17 „
III. Mens. im Alter von 3 Jahren	20 „	25 „	15 „	19 „
IV. Mens. im Alter von 4 Jahren	22 „	32 „	16 „	24 „

II. Paraplegie.

Mensurationen.	Umfang der Mitte des Oberschenkels.		Umfang der Mitte des Wadens.	
	links:	rechts:	links:	rechts:
I. Mens. im Alter von 14 Mon.	21¹/₂ C.M.	20 C.M.	15 C.M.	14 C.M.
II. Mens. im Alter von 25 Mon.	20 „	18 „	13 „	12 „
III. Mens. im Alter von 37 Mon.	19 „	17 „	12 „	11 „
IV. Mens. im Alter von 49 Mon.	17 „	15 „	11¹/₂ „	10 „

4. Was die mit der Zeit sich einstellenden Deformitäten der gelähmten Glieder betrifft, so fand ich, dass erst nach Umlauf von einem bis zwei Jahren vom ersten Insult an und in dem Verhältniss, als die Patienten auf diese oder jene Weise ihre Muskeln in Bewegung setzen oder sich auf Händen und Füssen fortschleppen, Verkrümmungen sich zu bilden anfangen. Mit der freieren Entwicklung der lokomotorischen Thätigkeiten wird also erst die Bedingung zur Entstehung der Contracturen gegeben. Diese können somit bei diesen Lähmungszuständen nie primitive sein. Die verschiedenen Deformitäten, die sich auf solche Art an den untern Extremitäten bilden, sind nun: *Pes varus paralyticus, pes valgus p., pes equinus p., pes calcaneus p.*, Knie- und Hüftcontracturen, *genu recurvatum p., inversum p., eversum p.* Wenn sich bei Paralyse eines Arms in der Regel keine oder nur unbedeutende Contracturen bilden, so liegt der Grund hievon in der intensiveren Lähmung beinahe sämmtlicher Arm- und Schultermuskeln, der Flexoren wie der Extensoren, so dass ein antagonistisches Uebergewicht der einen über die andern hier nicht zur Geltung kommen kann, so wie darin, dass das bewegungslos an der Seite des Körpers herunter hängende Glied schon vermöge seiner Schwere der Bildung von Retractionen im Wege steht und so gleichsam eine Selbststreckung stattfindet. Ganz anders verhält es sich mit diesen Contracturen bei der im kindlichen Alter vorkommenden cerebralen und spastischen Hemiplegie, (gleichzeitiger Lähmung des Armes und Beines einer Seite),

indem hier schon während und mit der acuten Gehirnaffection als Symptom spasmodische Muskelretraction eintreten, worin ein wesentliches Moment des Gegensatzes zwischen beiden Formen ausgesprochen ist. Auch habe ich bei der cerebralen Hemiplegie nie Klumpfüsse sich bilden sehen. Hinsichtlich der Priorität der fraglichen Verkrümmungen bei unserer Lähmung ergiebt die Beobachtung, dass sich in verschiedenen Fällen im Verhältniss zuerst *pes equinus*, etwas später *pes varus*, noch später *pes valgus* und am letzten *pes calcaneus* bildet. Die Art und Weise des Zustandekommens der Contracturen selbst ist folgende: die dauernd gelähmten Muskeln und Sehnen sind ihrer Retractionsfähigkeit verlustig, während ihre Antagonisten noch einen gewissen Grad von Lebensthätigkeit besitzen, worin die Therapie einen Angriffspunkt gewinnt. In dem Verhältniss nun, als die Patienten ihre gelähmten Glieder auf diese oder jene Weise in Bewegung setzen, ziehen sich die noch einigermassen retractionsfähigen Muskeln vermöge der ihnen noch inwohnenden Vitalität zusammen, und indem diese einseitigen Muskelactionen ohne allen Widerstand von Seiten ihrer Antagonisten häufiger wiederholt werden, retrahiren sich diese Muskeln und Sehnen nach und nach mehr und es entsteht bei solch einseitiger Retraction der Achillessehne *pes equinus*, welcher so weit er im Leben sich findet, und nicht spastischer Natur ist, meistens von unserer *Paralysis infantilis spinalis* her datirt, ferner bei gleichzeitiger Paralyse der peronaei: *varus*, wenn Tib. antic. und post. paralysirt sind: *pes valgus* und endlich bei gelähmter Achillessehne und ihrer Muskeln *pes calcaneus*. Auf ähnliche Weise entstehen bei Hemi- und Paraplegischen wegen Lähmung der Extensoren eines oder beider Unterschenkel Kniecontracturen und in Folge paralytischer Schwäche der Extensoren des Oberschenkels Retraction desselben gegen das Becken.

Handelt es sich je darum, in gewissen Fällen eine durch

unsere Kinderlähmung entstandene Varusbildung von einem
congenitalen Klumpfuss auseinander zu halten, so charakterisirt sich erstere abgesehen von der Verschiedenheit schon
der Genese, für den Fall, dass sich diese nicht ermitteln
liesse, einmal durch das Paralysirtsein einzelner Muskeln
oder Muskelgruppen, die auch bei ihrer Faradisirung keine
Reaction zeigen, dann durch die grosse Schlaffheit der Fuss-
gelenksbänder, derzufolge der Fuss bei längerem Gehen sich
total umschlägt und die Kranken auf die ganze Rückenfläche
desselben zu treten genöthigt sind, während beim *varus
congenitus* dieselben sogar in den ausgebildetsten Graden
nur auf dem äusseren Rande gehen, und weder Muskel-
paralyse noch jene Schlaffheit der Gelenksbänder noch auch
die dortige so hochgradige Temperaturabnahme vorhanden
sind.

Da die paraplegischen Patienten gezwungen sind, auf
Händen und Füssen fortzurutschen, wobei die Beine oder
vielmehr alle noch Lebenskraft besitzenden Muskeln der Extremitäten im Zustande fortwährender einseitiger Retraction
sich befinden, so sieht man nicht selten (vgl. die paraplegischen Fig.) fast alle genannten Deformitäten bei einem
und demselben Individuum vereinigt. In den selteneren
Fällen, wo die Flexoren des Unterschenkels gelähmt und
die Kniegelenksbänder zugleich sehr erschlafft sind, entsteht
das Tab. VII. Fig. 10 a und Tab. IX. Fig. 15 abgebildete
genu recurvatum. In andern Fällen sind sämmtliche Muskeln des Unterschenkels und Fusses bei ziemlicher Integrität
der Oberschenkelmuskeln paralysirt, wesswegen sich selbstverständlich aus Mangel an *plus* und *minus* Muskelthätigkeit keine
einseitigen Retractionen und Deformitäten bilden können.
In einem Falle bei einem Mädchen von zwölf Jahren mit
paralytisch geschwächten untern Extremitäten (vgl. Tab. XIII.
Fig. 28) fand ich die betreffenden Spinalmuskeln der Art
paralysirt, dass eine ungeheure Prominenz des Unterleibes

und eine eben so bedeutende lordostische Excavation der Lumbalgegend die natürliche Folge war.

Das Verhalten der gelähmten Muskeln bei ihrer Faradisation war häufig nicht nur in therapeutischer, sondern auch in diagnostischer Hinsicht Gegenstand meiner Versuche. In Uebereinstimmung mit Duchenne fand ich, dass die Muskelirritabilität bei diesen Lähmungszuständen in der Regel gänzlich erloschen ist, und nur leichtere Fälle ein günstigeres Resultat liefern. Die Patienten ertragen die localisirte Galvanisation der gelähmten Muskeln in starkem Grade, ohne dagegen zu reagiren oder merklich afficirt zu werden; von Muskelzuckungen, Zusammenschrecken oder Klagen über Schmerzen war keine Rede. Ebenso wenig gelang es mir, durch Anwendung dieses Agens eine Lösung der contrahirten Muskeln und Sehnen zu bewirken, wie diess von Andern auch bei dieser Lähmungsform erzielt worden sein will.

Ganz anders verhält es sich dagegen bei cerebralen oder spastischen Paralysen. Hier fand ich in Uebereinstimmung mit Marshall Hall u. A. die Irritabilität und Sensibilität in den gelähmten Gliedern der Art vermehrt, dass der geringste Grad galvanischer Einwirkung auf die paralysirten Muskeln grosse Empfindlichkeit, ein krampfhaftes Zurückziehen der Beine und Arme, Zusammenschrecken und Klagen der Patienten über heftige Schmerzen hervorbrachte. Diese Erfahrungen können indessen nicht auffallen, wenn wir die grosse Intensität unserer Lähmung sowie den bedeutenden Muskelschwund bei derselben berücksichtigen.

5. In welchem Grad das Knochensystem an dem Verkrümmungszustand gelähmter Glieder Theil nimmt, sieht man ganz augenfällig bei einseitiger paralytischer Affection einer untern Extremität, sowie bei Lähmung eines Armes. Im ersteren Falle zeigt sich die paralysirte Extremität nach Jahren um 2—6″, im letztern oft 1—2″ kürzer, als auf

der gesunden Seite; aber nicht nur longitudinell, sondern
auch peripherisch bleiben die Knochen im Wachsthum zurück.
Die Kniescheibe ist oft um $\frac{1}{3}$ kleiner, ebenso verkümmert sind
die Epiphysen und sonstigen physiologischen Protuberanzen
des Gliedes. Das Becken zeigt gleichfalls in solchen Fällen
eine durchaus nicht unbeträchtliche Hemmung seiner Entwicklung, sowohl in peripherischer Beziehung, als nach seinem Höhedurchmesser, und es sind mir mehrere Fälle von
zwölf bis zwanzig Jahren zur Beobachtung gekommen, wo
die Kleinheit desselben eine ganz auffallende war und zu
dem kräftig gebauten Oberkörper in lebhaftem Contrast
stand (vgl. die Messungen bei Fall 1 und 2 der paraplegischen Krankengeschichten). Das Bändersystem erweist
seine Theilnahme an der paralytischen Affection durch
grosse Schlaffheit und Schwäche, und erst mit der Con-
tracturenbildung findet man die auf der concaven Seite derselben liegenden wieder straffer, während die auf der con-
vexen Seite gelegene Bändermasse gleich den entsprechenden
Muskeln und Sehnen noch weiter ausgedehnt und dünner
wird. Den hemmenden Einfluss der Lähmung auf das Kno-
chenwachsthum zeigen auch die Versuche des Dr. Schiff an
Hunden, bei welchen er an der Naturforscherversammlung
zu Wiesbaden vorgezeigten Knochenpräparaten nachwies,
wie in Folge der Durchschneidung der Nerven Atrophie der
Knochen stattgefunden hatte. (Siehe deutsche Klinik 1852
Nro. 11.)

6. Ueber das chemische Verhalten des Harns während
der ganzen Krankheit hat man verschiedene Analysen vorgenommen. Die zur Zeit des regsten Muskelschwunds angestellten Untersuchungen sollen nicht unbedeutende Kalk-
abscheidungen im Urin nachgewiesen haben; diese würden
die Ansicht unterstützen, dass die dem normalen Muskel eigenen Kalksalze mit der fortschreitenden Atrophie wieder in
den Kreislauf übergeführt und durch den Urin ausgeschieden

werden. Die Analysen, welche ich bei mehreren Fällen, allerdings zu einer Zeit, wo die Muskelatrophie schon auf einem ziemlich hohen Grad der Ausbildung angelangt war, sowohl qualitativ als quantitativ auf das Sorgfältigste anstellen liess, zeigten keinerlei constant abnorme Verhältnisse und in einigen Fällen ganz regelmässiges Verhalten. Der Vollständigkeit wegen habe ich zwei derselben, die ich vor noch nicht langer Zeit quantitativ ausführen liess, den Krankengeschichten der Fälle, welchen sie entnommen wurden (vgl. S. 31 u. 35.), beigefügt. Bei beiden war der Wassergehalt gross, und die geringe Menge der festen Bestandtheile auffallend, im Uebrigen aber durchaus nichts Abnormes zu finden.

Ehe wir nun diese eingehende Betrachtung der bemerkenswertheren Einzelsymptome unserer Krankheit verlassen, bleiben mir noch einige Worte über das Vorkommen derselben hier zu erwähnen. Dieses darf wohl mit Recht als ein überall verbreitetes bezeichnet werden und zwar nicht nur auf unserm Welttheil, sondern es sollen, wie uns der englische Arzt Shaw berichtet, solche plötzliche Lähmungen bei kleineren und sonst kräftigen Kindern auch in Indien häufig vorkommen, und Aehnliches hören wir von Aegypten und anderen aussereuropäischen Ländern. Ein anderer Autor, Colmann, erwähnt sogar ein epidemisches Auftreten derselben. In Bezug auf die Häufigkeit des Vorkommens habe ich schon Eingangs bemerkt, dass es durchaus kein seltenes ist, wie früher angenommen wurde; auch gehören fast alle paralytischen Verkrümmungen, die sich aus der Kindheit datiren, dieser Form von Lähmung an.

Ueber die Verhältnisse des Auftretens derselben beim männlichen oder weiblichen Geschlechte lassen sich keine bestimmten Gesetze aufstellen und werden aus den Ergebnissen grösserer Zusammenstellungen auch wohl keine wesentlichen Verschiedenheiten eruirt und begründet werden können.

Unter 192 mir übergebenen Fällen von Kinderlähmung überhaupt beobachtete ich im Ganzen 158 von meiner *Paralysis infantilis spinalis.* Darunter waren 37 Fälle von Paraplegie (und zwar 17 männliche und 20 weibliche), 34 Fälle von Hemiplegie (18 männliche und 16 weibliche) und 84 Fälle von partieller Lähmung (44 männliche und 40 weibliche), ausserdem zwei Fälle von Lähmung eines Armes und eine paralytische Lordose. An die in kurzen Umrissen gezeichneten Erscheinungen reihe ich nun die ausführlicheren Krankengeschichten nachstehender von mir beobachteter Fälle an, um mit Hülfe ihrer und der am Schluss angefügten Tabellen der verschiedenen von mir behandelten Paralysen Belege aus dem Leben für das entworfene Krankheitsbild aufzustellen, welche zur möglichsten Ergänzung desselben dienen mögen.

Krankengeschichten.

A. Paraplegie.

1. Fall.

F. W., uneheliche Tochter einer gesunden und kräftigen Mutter, war bei der Geburt normal gebaut, aber etwas schwächlicher Natur. Von der Mutter gestillt, entwickelte sich das Kind immer kräftiger, zahnte leicht und konnte nach einem Jahr an der Hand geführt gehen. Im zweiten Jahre klagte dasselbe einige Zeitlang Abends über Schmerzen in den Beinen und im Rücken, als sich eines Tages plötzlich Erscheinungen von Hitze, Fieber und convulsivische Bewegungen des Gesichtes und der Arme hinzugesellten und das Kind des andern Morgens an den obern und untern Extremitäten gelähmt gefunden wurde. Blase und Mastdarm sollen von da an ebenfalls eine Zeit lang paralytisch geschwächt gewesen sein. Nach acht Tagen erholte sich im Allgemeinen das Kind zwar wieder, blieb aber doch Jahr und Tag zart und schwächlich und hatte noch längere Zeit im Schlafe leichte convulsivische Muskelzuckungen. Im dritten Lebensjahre konnte es sich mit Händen und Füssen fortbewegen, aber weder stehen noch gehen. Um diese Zeit wurde auch die Abmagerung sichtlicher und stellte sich die Verkrümmung der Beine ein. Bis zum neunten Jahr war Patientin, wenn auch nicht kräftig, so doch ziemlich wohl; von da an erkrankte sie unter febrilen Erscheinungen fast alle vier Wochen und dabei sollen sich beinahe immer convulsivische Verdrehungen der Arme und Finger gezeigt haben. Sie bekam ödematöse Anschwellungen der Ober- und Unterextremitäten und des Gesichts. Zwei Jahre nachher wurde Patientin auf Kosten ihrer Heimathgemeinde einer halbjährigen galvanischen Behandlung eines Specialisten in diesem Fache übergeben, allein ohne den mindesten Erfolg.

Unmittelbar darauf kam dieselbe unter folgenden Erscheinungen (vgl. Tab. I. Fig. 1 a) in meine Anstalt: Alter 11½ Jahre; Aussehen etwas blass, sonst aber ziemlich gut; Geistes- und Sinnesfunktionen durchaus normal; Kopfform regelmässig, die Zähne gesund und gut erhalten. Oberarme kräftig und muskulös, sowie überhaupt der ganze Oberkörper peripherisch gut gebaut. Das Rückgrat ist in der Lumbalgegend nach rechts abgewichen und zeigt daselbst grosse Schlaffheit; das Becken verhältnissmässig klein und wenig entwickelt. Eine vorgenommene Messung desselben nach seiner Peripherie ergab unmittelbar unter der spin. ant. sup. oss. il. einen Umfang von nur 51 Cent., indess der Umfang bei einem gleichalten und gleichgrossen gesunden Mädchen 66 Cent. betrug. Das ganze rechte Bein vom Becken bis zur Fussspitze, vorzugsweise aber der Unterschenkel, ist ausserordentlich atrophisch; der Oberschenkel

an das Becken, der Unterschenkel in geringerem Grade an
den Oberschenkel heraufgezogen; der Fuss valgusartig deformirt. Flexion des Unterschenkels zum Oberschenkel durch
Influenz des Willens nicht möglich, eben so wenig Extension; daneben besteht vollkommene Unfähigkeit, den Fuss
und die Zehen zu bewegen. Am linken Bein ist die Atrophie durchgehends um Einiges geringer als rechts, der Oberschenkel etwas muskulöser und ebenso die Wadenmuskeln
etwas umfänglicher; nur die Kniescheibe ist an diesem Bein
verhältnissmässig kleiner als rechts. Dagegen zeigen sich
grössere Deformitäten links als auf der andern Seite; der
Oberschenkel ist stärker an das Becken, der Unterschenkel
stärker an den Oberschenkel heraufgezogen, die Achillessehne ungeheuer gespannt, und der Fuss als *pes equinus*
deformirt. Dabei hat sich indessen die Bewegungsfähigkeit
der linken (untern) Extremität in höherem Grade erhalten,
als die der rechten; der linke Oberschenkel vermag zum
Becken und der Unterschenkel zum Oberschenkel noch ziemlich energisch angezogen zu werden, während Streckung des
Oberschenkels willkürlich nicht möglich ist, und auch die
Extensoren des Unterschenkels, wie die des Fusses, vollkommen gelähmt sind. Die Zehen für sich allein können noch
ziemlich extendirt und flektirt werden. Der ungeheure Muskelschwund macht es leicht möglich, einzelne Arterien, so
die tib. ant. und post. zu finden, wobei der Puls wegen
seiner Winzigkeit kaum zu fühlen ist. Beide untern Extremitäten sind kalt und von blauröthlicher Farbe, und zwar
die rechte kälter, als die linke, wie sich diess aus den unten
angeführten Temperaturbestimmungen ergibt und schon für
das Anfühlen mit der blossen Hand merklich wird. Patientin kann weder stehen noch gehen, und jede Locomotion
muss durch Rutschen auf Händen und Füssen ausgeführt
werden. Alle übrigen Functionen, wie Verdauung, Stuhlgang, Uriniren, sind durchaus regelmässig, der Schlaf

ungestört, das Gefühl in vollkommenster Integrität erhalten. .

Temperaturangabe (bei 15° R. Zimmerwärme):

Mundhöhle . . . . 31° R.

	rechts	links
Achselhöhle	30° R.	30° R.
Mitte der Rückenwirbelsäule .	26½° „	
„ „ Lendenwirbelsäule .	25½° „	
„ des Oberschenkels . .	18½° „	20° R.
Kniekehle	20° „	22° „
Mitte des Unterschenkels . .	18° „	19° „
Fusssohle	15½° „	17½° „

Die vorgenommene Analyse des Harns ergab folgende Resultate:

Blassgelbe Farbe, schwach saure Reaction, specifisches Gewicht von 1,012, Wassergehalt 98,13 Proc., feste Bestandtheile 1,87 Proc., unter letzteren 0,62 Proc. Harnstoff, 1,09 Proc. feuerbeständige Salze, eine unwägbare Menge Harnsäure, 0,16 Proc. Extractivstoffe und flüchtige Salze; abnorme Bestandtheile nicht vorgefunden.

Gegenwärtiger Zustand: Die in hohem Grade verkrümmt gewesenen Gliedmassen sind jetzt gerade und wesentlich kräftiger, so dass Patientin mit der Tab. I., Fig. 1 b gezeichneten Stützmaschine schon recht ordentlich zu gehen im Stande ist, und da die orthopädische Cur noch länger fortgesetzt werden kann, so ist noch ein weiterer Fortschritt in der Besserung zu hoffen.

2. Fall.

T. B., Tochter gesunder und kräftiger Eltern gebildeten Standes, welche noch sieben weitere, theils jüngere, theils ältere blühende Kinder besitzen, kam kräftig und gut gebaut zur Welt, gedieh, von einer gesunden Amme gestillt, bis zu acht Monaten vortrefflich und wurde ein blühendes, starkes Kind, das beinahe schon allein sitzen konnte. Um diese Zeit litt es an Verstopfung, gegen welche ein Abführungsmittel verordnet wurde. Den andern Tag gegen Abend bekam das Kind plötzlich grosse Hitze und Fieber. Man brachte diese Erscheinungen mit dem seit Kurzem eingetretenen Zahnen in Verbindung und war beruhigt. Um Mitternacht steigerten sich diese Erscheinungen und gesellten sich convulsivische Zuckungen und Knirschen mit den Kiefern hinzu; den andern Tag liessen die Erscheinungen nach, Hitze und Fieber verschwanden und man hielt Patientin für genesen. Gegen Abend hob man das Kind aus dem Bette, um es zu waschen; da bemerkte die Amme, dass die Füsschen sich nicht wie vor der Krankheit bewegten, sondern liegen blieben, wo man sie hinlegte. Der sogleich herbeigerufene Arzt hielt den Zustand der Füsse für Mattigkeit und Schwäche in Folge der Abführung und des ephemeren, eben überstandenen Unwohlseins, hoffend, das Kind werde sich in einigen Tagen wieder erholen, und unterliess desshalb, sogleich ärztliche Mittel anzuwenden. Nach einigen Tagen kam er wieder und überzeugte sich jetzt mit den bekümmerten Eltern von der eingetretenen Lähmung beider untern Extremitäten, sowie von der lähmungsartigen Schwäche des ganzen Oberkörpers, welche sich dadurch manifestirte, dass das Kind nicht mehr aufrecht zu sitzen vermochte, sondern sogleich zusammensank und umfiel. Der Arzt wollte nun sogleich einige schwache Glüheisenstreifen rechts und links der Lumbarwirbelsäule appliciren, allein diess wurde nicht gestattet und dafür Phosphoreinreibungen, aber ohne Erfolg, angewendet, innerlich und äusserlich Strychnin vorgeschlagen, jedoch gleichfalls von den Eltern nicht zugegeben. Laugenbäder wurden nicht ertragen, und auch alle weiteren, später versuchten Mittel blieben ohne den mindesten Erfolg. Nach und nach bemerkte man, dass beide Beine dünner wurden, während der Oberkörper sich zunehmend stärker entwickelte. Blase- und Mastdarm-Functionen nicht alterirt. Von diesem ersten und einzigen Krankheitsanfall an bis zum Eintritt in meine Anstalt war das Mädchen nie mehr ernstlich krank. Ausser den Masern, welche sehr leicht überstanden wurden, hatte sie keine Kinderkrankheiten. Mit dem vierten Jahre sollen sich bei gleichzeitiger, immer deutlicher hervortretender Abmagerung der Beine die ersten Spuren von Contracturen und Deformationen der Beine, sowie eine paralytische Scoliose gezeigt und bis zum 12. Jahr sich so verschlimmert haben, wie sie heute noch sind. Im 13. Jahre trat die Menstruation zum erstenmal und ohne Beschwerden ein und wiederholte sich bis jetzt, trotz des immerwährenden Sitzens, ganz regelmässig alle 4 Wochen, 2 Tage dauernd. Von Scropheln oder Rhachitis, Gehirn-, Rückenmarks- oder sonstigen Nervenkrankheiten sei in der ganzen Familie keine Spur vorhanden.

Die Geistes- und Sinnesfunctionen der Patientin waren nie getrübt; sie ist im Gegentheil begabt und für ihr Alter und die traurige Lage in Kenntnissen sehr voran.

Der Zustand der Patientin war bei der Aufnahme in meine Anstalt folgender: (vgl. Tab. II. Fig. 2 a.)

Alter 15 Jahre. Aussehen eher bleich als frisch. Die obere Hälfte des Oberkörpers mit dem Kopfe ist vollkommen gut entwickelt, die Muskulatur der beiden Arme sehr kräftig. Das ganze Becken dagegen ist in seiner Peripherie viel kleiner und in seiner Höhe niederer, als es der Grösse und Stärke des Oberkörpers nach sein sollte. Die Mensuration nach der Peripherie, wie im ersten Falle vorgenommen, wies bei diesem 15jährigen, viel grösseren Mädchen eine Circumferenz von nur 62 Cent. nach, während dieselbe bei einem gesunden Individuum unter ganz gleichen Verhältnissen 80 Cent. betrug (also ein minus von 18 Cent.). Die ganze rechte Hüftgegend bis zum obern Rande ist sehr

mager, muskelarm und wenig gewölbt; das rechte Bein von
den Zehen bis über die Hüfte herauf ausserordentlich atrophisch, die Kniescheibe klein, weniger ausgebildet als links.
Das linke Bein ist ebenfalls bis zum obern Beckenrand sehr
abgemagert wie rechts, doch überall im Verhältniss etwas
weniger grell als dort. Beide Unterschenkel und Füsse
sehen dunkelblau aus, sind kalt und zeigen Spuren von
häufig vorhanden gewesenen Frostbeulen, welche aufbrachen.
Die Füsse und Zehen sind beiderseits an sich kürzer, als es
bei gesunden Individuen in gleichem Alter und Grösse der
Fall ist. Das Rückgrat weicht vom ersten Lendenwirbel bis
zur Mitte der Rückenwirbel sehr bedeutend nach links ab.
Das Becken ist in Folge der Schlaffheit der bezüglichen
Becken- und Lumbarmuskeln durch die *Musculi recti* nach
vorn inklinirt. Beide Beine sind in der Pfanne ausserordentlich mobil; man kann sie in ganz abnormer Weise
ohne allen Widerstand von Seiten der Patientin aus- und
einwärts rollen, nach vorn und hinten in ungewöhnlichem
Grade heben und gleichsam, wie die Glieder einer Puppe,
willkürlich nach allen Richtungen schleudern. Von Deformitäten findet man am rechten Beine den Oberschenkel
heraufgezogen (Verkürzung des *rectus*), das Knie stark gebogen (durch Retraction der Flexoren in der Kniekehle),
am Fusse varus-artige Verkrümmung, die Achillessehne stark
gespannt, die Zehen etwas flektirt; am rechten Bein überhaupt durchaus grössere Lahmheit als links. An der linken
Extremität sieht man den Oberschenkel weniger heraufgezogen, die Kniecontractur dagegen stärker als rechts; wie
dort, so auch hier, Varus und Verkürzung der Achillessehne.
Was die noch vorhandene Bewegungsfähigkeit in den beiden
Beinen betrifft, so kann Patientin alle Zehen spontan noch
etwas bewegen, die Füsse etwas nach rückwärts, nach der
Achillessehne hin heraufziehen, hingegen gar nicht nach der
vorderen Seite hin flektiren. Der Unterschenkel kann weder

gebeugt, noch extendirt werden; dagegen vermag sie den Oberschenkel noch etwas heraufzuziehen. Nach hinten bewegen kann sie dieselben ebenso wenig, als das ganze Bein in die Höhe heben. Von einem Stehen und Gehen kann natürlich auf diese Weise keine Rede sein. — Die sonstigen Functionen zeigen sich dagegen in vollkommenster Ordnung, die Sensibilität nicht alterirt; nur die Temperatur ist, wie schon erwähnt, an beiden Extremitäten eine sehr herabgesetzte. Ihr Verhalten ist nach angestellten Messungen Folgendes:

Temperaturmessung bei 14^0 Zimmerwärme:

	rechts	links
Oberschenkel	19^0 R.	$17^1/_2{}^0$ R.
Wade	17^0 „	18^0 „
Fusssohle	15^0 „	16^0 „

Eine Analyse des Harns, welche ich während des Aufenthaltes der Patientin in meiner Anstalt vornehmen liess, ergab folgendes im Bereich des Normalen liegendes Resultat:

Farbe des Harns: blassgelb, etwas flockig. Reaktion sauer. Specifisches Gewicht 1,0137.

Bestandtheile: Wassergehalt 98,03 Proc., feste Stoffe 1,97 Proc., Harnstoff 0,69 Proc., Harnsäure eine unwägbare Menge, feuerbeständige Salze 0,96 Proc., Extractivstoffe und flüchtige Salze 0,32 Proc.

Gegenwärtiger Zustand. Beide untere Extremitäten sind gerade und viel kräftiger als vorher, Patientin kann mittelst der Tab. II. Fig. 2 b ersichtlichen Stützmaschine jetzt schon recht ordentlich gehen und ist, da die Behandlung noch länger in der Anstalt fortgeführt wird, ebenfalls weitere Besserung zu erwarten.

3. Fall.

L. B., Knabe gesunder Müllersleute, die ausser diesem noch mehrere Kinder besitzen, wurde mit regelmässiger Körperbildung geboren. Von seiner Mutter gestillt, bekam

er die ersten Zähne ohne besondere Schwierigkeiten, lernte
bald laufen und blieb überhaupt bis zum dritten Lebensjahre
gesund und kräftig. Um diese Zeit herrschte im Orte des
Patienten eine bösartige Scharlachepidemie, von der er auch
ergriffen wurde. Die Krankheit nahm indessen einen normalen Verlauf, und die Genesung war nach 4 Wochen vollständig. Der lebhafte Knabe sprang wieder mit andern
Kindern herum, als er kurze Zeit darauf, nachdem er die
vorhergegangene Nacht noch gut geschlafen hatte, beim
Frühstück plötzlich über Uebelsein klagte, blass wurde und
bewusstlos niedersank, durch Mund und Nase schäumte und,
angeblich ohne Convulsionen, in wenigen Secunden an Armen und Füssen, Blase und Mastdarm gelähmt war. Der
herbeigerufene Arzt hielt den Zustand für einen Nervenschlag
und übernahm die Behandlung des Kranken, zufolge der er
sich etwas erholte, und gegen den 5. Tag von der Lähmung
der Blase und des Mastdarms, später auch von der der Arme
befreit wurde, dagegen aber an den untern Extremitäten
gelähmt blieb.

Die kräftigsten Heilversuche, worunter der mit Strychnin
innerlich und äusserlich nicht versäumt wurde, von verschiedenen Aerzten im Verlauf einiger Jahre unternommen, blieben ohne Erfolg. Später, als die Beine von selbst wieder
mehr Kraft erhielten, fing Patient an, auf dem Boden zu
rutschen, wobei sich aber dieselben mit der Zunahme seines
Alters immer mehr in der Art deformirten, dass die Oberschenkel gegen den Unterleib, die Unterschenkel gegen die
Oberschenkel und die Füsse in andauernde Streckung retrahirt waren; gleichzeitig fing auch die Wirbelsäule an, eine
bedeutende Abweichung nach rechts zu bilden. Der weitere Durchbruch der Zähne erfolgte ohne allen Anstoss,
· sowie der Knabe auch später von andern Krankheiten verschont blieb. Die übrigen körperlichen und geistigen Verrichtungen erlitten keinerlei Störung, von Hautausschlägen,

Scropheln und Rhachitis sollen nie sichtliche Spuren zugegen
gewesen sein.

Zustand des Patienten bei seinem Eintritt in die Anstalt
s. Tab. III. Fig. 3 a b. Alter: 11 Jahre; die soeben angegebenen Zustände und die Respirationsbeschwerden in Folge
der vorhandenen Scoliose abgerechnet, ist der Knabe relativ
gesund, am Oberkörper ziemlich gut genährt; an intellec-
tuellen Fähigkeiten gegen andere Knaben seines Alters nicht
zurück; die Arme gehörig entwickelt uud kräftig. Bei Betrachtung des Rückens zeigt sich eine ungeheure seitliche
Abweichung der, sowohl beim Druck, als spontan vollkommen schmerzlosen Wirbelsäule vom vierten Rücken- bis zum
dritten Lendenwirbel nach rechts, wodurch der ganze Rumpf
sehr beengt und verschoben erscheint. Die unteren Gliedmassen, besonders die linke, die um 4 Zoll kürzer ist, als
die rechte, zeigen sich in hohem Grade atrophisch, kalt und
dunkelblau, und auf die schon angegebene Weise deformirt;
die Kniescheiben, die Trochanteren sehr unvollkommen entwickelt, die Röhrenknochen von geringerem Umfange, als
im normalen Zustande; die willkürlichen Bewegungsfähig-
keiten derselben zwar nicht ganz vernichtet, aber doch sehr
beschränkt; Patient vermag nämlich nur den rechten Fuss
noch ziemlich kräftig zu beugen und zu strecken, dagegen
viel weniger den linken; das aufrechte Sitzen ist nur dadurch
möglich, dass er, auf beide Hände sich stützend, gleichsam
den Rumpf, der sonst ganz zusammensinkt, in die Höhe
hebt; beim Anfassen und freien Aufheben des Körpers unter
den Armen vermag er die Extremitäten auf dem Boden
ein wenig vorzuschieben; dagegen ist er weder mit, noch
ohne Krücken zu stehen oder zu gehen im Stande, dabei
aber das Gefühlsvermögen in den gelähmten Beinen, sowie die Geistes- und Sinnesfunctionen ungetrübt; die übrigen körperlichen Verrichtungen, als Verdauung, Schlaf,
Stuhlgang und Uriniren ganz regelmässig; der Charakter

des Patienten, wie in allen folgenden Fällen, still und gut-
müthig.

Zustand des Patienten bei seinem Austritt aus der Anstalt nach zwölfmonatlicher Behandlung:[1] (siehe Tab. III.
Fig. 3 c.)

Obgleich diese Paraplegie mit ihren Verkrümmungen
zu den bedeutenderen gehörte, so wurde der Knabe nichtsdestoweniger nach Beseitigung der angeführten Contracturen
der untern Extremitäten und nach merklicher Verbesserung
der Rückgratsdeformität so weit gebracht, dass er mittelst
zweier Krücken, einer Gehmaschine und einer am linken
Fuss erhöhten Sohle schnell und kräftig zu gehen im Stande
war. Auch wurde zu der erlangten Zunahme der Bewegungsfähigkeit, des Umfangs des Tonus und der Wärme der
unteren Gliedmassen hin vermittelst der Correction der un-
geheuren Deformität des Brustkorbs eine wesentliche Besserung noch in der Richtung hervorgebracht, dass die früheren, in Folge dieser Rückendeformität entstandenen secundären Beschwerden der Respirationsorgane und die in der
concaven Seite der Scoliose stattgehabten Schmerzen sich
ganz verloren, und der Knabe überhaupt ein viel kräftigeres
Aussehen gewann. Vergleicht man damit die frühere Loco-
motionsart, nach welcher der Patient sich auf einem kleinen
Wägelchen von einer Stelle zur andern fortzuschaffen genöthigt war, so erscheint die in der verhältnissmässig kurzen
Zeit erzielte Besserung immerhin von Bedeutung.

4. Fall.

L. D., 12 Jahre alt, Töchterchen gebildeter Eltern, war
bei seiner Geburt gesund und gerade und blieb es auch bis

[1] Da in der Hauptsache die Indicationen zur Behandlung dieser Paralysen bei jedem Falle dieselben sind und eine Wiederholung nur ermüden
würde, so schien es mir zweckmässiger zu sein, immer nur das Resultat
kurz anzugeben und jene in einem eigenen Abschnitt zu beschreiben.

zu drei Jahren, wo es längst schon allein gehen konnte. Um diese Zeit wurde Patientin angeblich von Scharlachfriesel befallen, der nach einem kurzen, aber heftigen, von Fieber begleiteten Verlauf und bei schleuniger ärztlicher Hülfe damit endigte, dass nicht nur beide untern Extremitäten, sondern auch der ganze Oberkörper gelähmt waren, und das Kind nicht mehr sitzen und stehen konnte. Der viermalige Gebrauch des Wildbads, der einmalige von Kreuznach, Baden-Baden und Wiesbaden während sieben auf einander folgenden Jahren brachte nicht die mindeste Besserung des Lähmungszustandes hervor. 12 Jahre alt wurde Patientin, wie sie Tab. IV, Fig. 4 gezeichnet ist, meiner Anstalt über-geben. Auf einem Stuhle sitzend, fiel mir zunächst die ungeheure Deformation des Oberkörpers auf, der Thorax mit dem nach rechts verkrümmten Rückgrat war ganz ver-dreht, die linke Schulter herunterhängend, die vordere und linke Brustwand der Art eingefallen, dass kaum noch Raum für die Lungen in der bis zu einem Minimum verengerten und verkleinerten Brusthöhle vorhanden zu sein schien. Arme und Hände nicht gelähmt, der Bauch von dem zu-sammengesunkenen Oberkörper und der lordostischen Ein-biegung stark nach vorn getrieben; das Becken sehr klein und verschoben, die Beine entsetzlich abgemagert, in den Hüften und Kniegelenken contrahirt, linkerseits pes equinus; die Haut auf der vorderen Seite der Kniee sehr verdickt und schwielig, die Beine durchaus kalt und dunkelblau; das Gefühlsvermögen dabei vollkommen unbeeinträchtigt; dagegen konnte Patientin weder stehen noch gehen, selbst nicht mit Krücken; im Sitzen vermochte sie die Beine nach allen Seiten etwas zu bewegen.

Wollte das unglückliche Mädchen sich von einer Stelle zur andern bewegen, so geschah dies durch Rutschen auf Händen und Füssen, woher die angeführte Verdickung der Haut an den Knieen kam. Das Resultat einer zweijährigen

consequenten Cur war dasselbe, wie im vorausgegangenen
Falle, der überhaupt in jeder Beziehung die grösste Aehn-
lichkeit mit diesem hat, wesswegen ich die Angabe weiterer
Details unterlassen zu dürfen glaube.

5. Fall.

. M. E., Töchterchen kräftiger Wirthsleute, gesund und
gerade geboren, gedieh, an der Mutterbrust ernährt, bis
zum Alter von dreiviertel Jahren zu einem sehr kräftigen
und blühenden Kinde, war mit Erfolg geimpft und hatte
schon einige Zähne leicht erhalten, konnte bereits stehen,
und an den Händen geführt, ein wenig gehen, als an einem
Sommertage, Vormittags 11 Uhr, während das Kind in einem
warmen Bade, das seine Mutter wie gewöhnlich selbst be-
sorgte, sass, und noch munter mit den Händen in dem
Wasser spielte, plötzlich Convulsionen ausbrachen, Schaum
vor Mund und Nase trat, die Muskeln des Gesichts ver-
zogen, die Augen, Hände und Füsse grässlich verdreht
wurden. Diesem Anfall, der, nachdem das Kind schnell
in sein Bett gebracht war, noch etwa drei Minuten anhielt,
folgte auf einen kleinen Zwischenraum ein zweiter ähnlicher,
und bald ein dritter, so zwar, dass in Zeit einer halben
Stunde sämmtliche Paroxysmen mit den freien Intervallen
ihr Ende erreicht hatten. Jetzt erst fiel den Eltern bei, dass
ihr Kind seit drei Tagen im Schlafe manchmal die Augen
verdreht, 36 Stunden vor dem Ausbruch der Krankheit
Nachts fürchterlich geschrieen und sich dabei so benommen
habe, als ob es sich, namentlich bei Gewahrwerdung eines
Geräusches, fürchte, was früher nicht der Fall gewesen sei.
Nach der genannten Scene lag das Kind ganz ruhig, er-
mattet und blass aussehend da; nichtsdestoweniger hegte
man die Hoffnung, die Sache werde nun glücklich vorüber
sein, als die Mutter bald mit Schrecken die gänzliche Lähmung der Hände und Füsse ihres Kindes entdeckte. Der

mittlerweile herbeigerufene Ortschirurg kam erst nach Ablauf
der genannten Paroxysmen und bestätigte die eingetretene
Paralyse. Nach einigen Tagen ergab sich, dass nicht nur sämmtliche Gliedmassen gelähmt, schlaff und welk waren, sondern
dass das Kind auch nicht mehr aufrecht zu sitzen vermochte.
Der gerufene Arzt, überrascht von dem merkwürdigen
Zustande, verordnete angeblich reizende Einreibungen, aro-
matische Bäder u. s. w. Da aber nach einiger Zeit keine
Besserung eintrat, so wurden von den Eltern keine weiteren Heilversuche mehr verlangt, und das Kind sich selbst
überlassen.

Nach Verlauf eines halben Jahres erholte sich die nun
etwa 15 Monate alte Patientin nach und nach in der Art
wieder, dass das Aufrechtsitzen und die freie Beweglichkeit
der Arme, welche indess immer noch dünner blieben, vollständig möglich war, während das Stehen und Gehen aber
vernichtet blieb. Zum Ersatz dafür fing das Kind nun an,
auf Händen und Füssen zu rutschen; die Beine magerten
immer mehr ab und wurden kälter; das Empfindungsvermögen in denselben hat sich jedoch nicht verloren. Urin
und Faeces gingen nie unwillkürlich ab. Das Zahngeschäft
verlief auch nachher ohne weitere Alteration, und auch die
Geistes- und Sinnesfunctionen erlitten nicht die mindeste
Störung. In demselben Verhältniss, als das Kind mehr und
häufiger auf dem Boden sich fortbewegte, fingen die untern
Extremitäten an sich zu verkrümmen; im Uebrigen aber
war es, jeden Winter sich einstellende Hustenanfälle und
den im Winter 1839 stattgefundenen Krampfhusten abgerechnet, immer wohl, und hatte sonst keine Kinderkrankheiten zu erstehen.

Zustand der Patientin beim Eintritt in die Anstalt
s. Tab. V. Fig. 5 a. b. Alter: 5 Jahre; Aussehen: blass
und lymphatisch; Oberkörper mit Ausnahme der Arme, die

merklich dünner und schlaffer, aber mit gehöriger Empfindung und Bewegungsfähigkeit begabt sind, gut genährt und
von gehöriger Länge; der Kopf nicht grösser, als er für
dieses Alter sein soll; dagegen weicht die Wirbelsäule in
ihrem unteren Dorsal- und im oberen Lumbartheile nach
links, zeigt aber bei genauer Untersuchung an keiner Stelle
irgend einen Schmerz, weder auf Druck noch spontan. Die
untern Extremitäten sind, wie schon bemerkt, in einem
atrophischen Zustande, besonders von den Knieen an abwärts; zugleich nach aussen gerichtet, kalt[1] und blauroth,
besitzen aber ihre gehörige Empfindung; dabei sind sie im
Knie- und Hüftgelenk stark contrahirt und die Füsse klumpfussartig deformirt; die verkürzten Sehnen zeigen sich sehr
straff und setzen jedem Versuche, sie auszudehnen, kräftigen
Widerstand entgegen. Die Muskulatur ist um das Becken
ebenfalls unvollkommen entwickelt und erschlafft, die Hervorragungen der Trochanteren kaum fühlbar, die Kniescheiben
unverhältnissmässig klein; die Röhrenknochen zwar von ver-
hältnissmässiger Länge, aber desto geringerem Umfange. Die
Lähmung ist nicht ganz vollständig; die Patientin vermag
ihre Beine im Hüft- und Kniegelenk noch etwas zu beugen,
und soweit es die Contracturen erlauben, zu strecken, ebenso
Adduction und Abduction auszuführen, auch die Zehen ein
wenig zu bewegen; die Füsse selbst aber sind nicht der
mindesten freiwilligen Bewegung fähig, und das Stehen und
Gehen unter keinen Umständen, selbst nicht mit Krücken

---

[1] Die mit einem sehr empfindlichen Réaumurthermometer vorgenommene Wärmemessung ergab nachstehende Temperaturverhältnisse:

Zimmerwärme	15°		Linke Seite.	Rechte Seite.
Mundwärme	29°	Unterarm	24°	24°
Halswirbel	28°	Hand	22°	22°
Brustwirbel	28°	Oberschenkel	24½°	24°
Lenden- und Kreuzwirbel	26°	Kniekehle	24°	22½°
	Linke Seite. Rechte Seite.	Unterschenkel	20°	20°
Achselhöhle	27° 27°	Fusssohle	19½°	19°
Oberarm	25° 25°			

möglich; hebt man aber das Kind unter den Armen so in die Höhe, dass die Füsse den Boden berühren, so vermag es dieselben noch ziemlich, den rechten jedoch bei weitem weniger als den linken, vorwärts zu schleudern. Zu bemerken ist noch, dass weder bei diesem Mädchen, noch überhaupt in der Familie äusserliche Merkmale von Scrophulosis und Rhachitis aufzufinden sind, sowie dass alle übrigen Functionen der Patientin, Appetit, Schlaf, Urin-[1] und Stuhlausleerungen sich im Bereiche vollkommener Regelmässigkeit befinden.

Zustand der Patientin beim Austritt aus der Anstalt nach sechzehnmonatlicher Behandlung: s. Tab. V. Fig. 5. c.

Bei Vergleichung des Zustandes dieses Falles vor und nach der Cur wird zunächst ersichtlich, dass die früher in hohem Grade deformirt gewesenen Gliedmassen wieder zu ihrer geraden Form zurückgeführt worden sind; sowie dass sie durchweg merklich an Volumen, Turgor vitalis und Wärme[2] zugenommen haben.

In letzterer Beziehung ist auffallend, wie die früher beständig vorhanden gewesene blaurothe Farbe der eiskalten Extremitäten, die auf keine Weise zu erwärmen waren, jetzt nur noch in geringem Grade bei längerem Aufenthalt in der Kälte sich einstellt, und auch in diesem Falle die Füsse

---

[1] Der Urin zeigte nach der nur in Beziehung auf qualitatives Verhalten vorgenommenen chemischen Untersuchung ein specifisches Gewicht von 1,0089, reagirte sauer und enthielt eine geringere Menge feuerbeständiger Salze.

[2] Temperaturverhältniss beim Austritt aus der Anstalt:

		Linke Seite.	Rechte Seite.
Zimmerwärme	15°		
Mundwärme	29°	Oberarm 26½°	26°
Halswirbel	28°	Unterarm 25°	24°
Rückenwirbel	28°	Oberschenkel 26°	25°
Lenden- und Kreuzwirbel	27°	Kniekehle 24°	23°
	Linke Seite. Rechte Seite.	Unterschenkel 22°	22°
Hand	23° 23½°	Fusssohle 21°	21°
Achselhöhle	28° 27°		

sich schnell wieder erwärmen und sogar öfter transpiriren,
was seit dem Bestehen der Lähmung nie mehr der Fall
gewesen war. In demselben Verhältniss, als sich die Muskeln fleischiger und fester anfühlen, zeigen die Glieder auch
mehr Lebendigkeit, und während die Patientin, wie oben
gesagt, früher weder mit noch ohne Krücken stehen und
gehen konnte, besitzt sie jetzt die Kraft, mittelst einer Un-
terstützungsmaschine, wie sie auf der Abbildung zu sehen
ist, ohne Stock und Führer zu gehen.

Ausser der genannten bedeutenden Besserung der Locomotion hat die ganze Behandlung zugleich auch einen sehr
kräftigenden Einfluss auf die Gesammtconstitution geäus-
sert; und, so wie die körperlichen Functionen an Norma-
lität, so hat auch das geistige Wesen der Patientin an Reg-
samkeit und Heiterkeit im Vergleich mit früher wesentlich
gewonnen.

6. Fall.

K. M., Töchterchen eines an chronischem Leberleiden
gestorbenen Vaters und einer noch lebenden kräftigen Mutter, wurde gerade und gesund geboren, entwickelte sich
zur Freude seiner Eltern ungestört bis ins zweite Lebensjahr,
überstand die Vaccination und das erste Zahngeschäft ohne
erheblichen Anstand. Plötzlich aber, und wie es schien in
Verbindung mit dem Durchbruch der Backenzähne, erkrankte
das Kind unter den Erscheinungen von bedeutender Hitze,
Fieber, vielem Durst, grosser Unruhe, zu denen sich bald
Convulsionen im höchsten Grade gesellten, die paroxysmen-
weise wiederkehrten und in kurzer Zeit mit Lähmung der
untern Extremitäten, jedoch mit Erhaltung des Empfindungs-
vermögens, endigten; die sogleich eingeleitete ärztliche Hilfe
blieb ohne allen Erfolg auf die Paralyse.

Das früher so blühende Kind hatte nun ein blasses und
schlaffes Aussehen, magerte an den Beinen, die täglich

kälter wurden, bedeutend ab, erfreute sich im Uebrigen aber einer guten Gesundheit, lernte nach und nach wieder sitzen, was längere Zeit nicht mehr möglich gewesen war, und auf dem Boden rutschen; das Stehen und Gehen war, trotzdem, dass die Muskeln der Glieder noch einige Kraft zur Ausführung von Bewegungen in den Hüft- und Kniegelenken besassen, auf keine Weise, selbst nicht mit Krücken, möglich. Die bisher noch gerade gebliebenen Beine fingen nach und nach an sich zu verkrümmen. Wiederholt angestellte Heilversuche mit den wirksamsten Mitteln brachten nicht die mindeste Veränderung in dem bedauernswürdigen Zustande des Kindes hervor. Dieses soll nie an Hautausschlägen oder Rhachitis gelitten haben; Urin und Faeces konnten immer willkürlich zurückgehalten werden. Zustand der Patientin beim Eintritt in die Heilanstalt (s. Tab. V. Fig. 6 a): Alter 8 Jahre. Der ganze Körper schlecht genährt, mager und von kachectischem Aussehen, ohne dass Patientin jedoch über Unwohlsein geklagt hätte. Der Kopf nicht besonders gross, die Geistesfähigkeiten zwar schwach, aber ohne sonstige functionelle Störung. Der Oberkörper und die Arme zeigten keine Deformität, waren aber doch weniger kräftig entwickelt; dagegen erschienen die untern Extremitäten beinahe zum Skelet abgemagert, welk und schlaff, jedoch im Besitz ihrer vollständigen Empfindung; die Füsse klumpfussartig deformirt, die Unter- an die Oberschenkel und diese gegen den Unterleib angezogen, und dabei beide Kniee stark einwärts gerichtet. Das Bewegungsvermögen war noch in der Art vorhanden, dass das Mädchen die Gliedmassen mit einiger Kraft an sich ziehen und, soweit es die Contracturen erlaubten, strecken konnte; etwas vollständiger erschienen die Functionen der Ab- und Adduction, in den Fussgelenken aber zeigte sich nicht die mindeste Bewegungsfähigkeit, während die Zehen wieder, obgleich in geringem Grade, solche besassen. Vom Stehen

oder Gehen, selbst mit Krücken, konnte natürlich unter
solchen Umständen nicht die Rede sein, und das Mädchen
musste, wollte es sich von einem Ort zum anderen bewegen,
auf Händen und Füssen kriechen. Die Functionen der Blase
und des Mastdarms waren, wie oben gesagt, nicht gestört.
Zustand der Patientin beim Austritt aus der Anstalt
nach zweijähriger Behandlung (s. Tab. V. Fig. 6 b).
Hat die Cur auch in diesem Falle, wie in den vorhergegangenen, keine gänzliche Herstellung herbeiführen können, so wurde doch eine Besserung der Art bewirkt, dass
das Mädchen ausser der erfolgten Heilung seiner grässlich
verkrümmten Beine, nun mittelst einer Stützmaschine und
eines Stockes, auch ohne letzteren, zu gehen vermag, ein
Resultat, das für die Patientin gewiss von der grössten
Wohlthat ist, besonders wenn man bedenkt, wie derselben
ohne solche Hülfe wahrscheinlich die traurige Aussicht geblieben wäre, ihr zukünftiges Leben auf dem Boden zuzubringen. Ausser dieser Besserung in den genannten Bewe-
gungsapparaten, ausser der Vermehrung der Wärme und
des Volumens der afficirten Extremitäten, war die eingeschlagene Behandlung auch noch von sichtlich günstigem
Einfluss auf die Entwicklung und Kräftigung der ganzen
Constitution des Mädchens, es erhielt ein viel gesünderes
Aussehen, besseren Appetit etc. Dieser auf die angegebene
Weise gebesserte Fall wurde auf der Heimreise der Patientin
in einer medicinischen Sectionssitzung der gerade zu Frei-
burg stattgefundenen Versammlung der Naturforscher und
Aerzte im Herbst 1838 vorgestellt, und mit besonderem
Interesse aufgenommen.

7. Fall.

L. C., Knabe gesunder und kräftiger Bauersleute, kam
regelmässig gebildet und gesund zur Welt. Von seinen
neun Geschwistern starb eines im ersten Jahre an Convul-

sionen, die übrigen leben noch und sind gesund und stark, Bis zu 1½ Jahren blieb er kräftig und blühend, bekam die ersten Zähne leicht und ward mit Erfolg geimpft. Um die angegebene Zeit aber erkrankte derselbe ohne besondere Veranlassung plötzlich unter den Erscheinungen von allgemeiner Hitze, besonders des Kopfes, heftigem Schreien und Klagen über Schmerzen im Munde, grosser Unruhe, vielem Durst und Speichelfluss. Der herbeigerufene Arzt fand an der Stelle der Augenzähne das Zahnfleisch angeschwollen und sehr heiss, machte mehrere Einschnitte in dasselbe und verordnete entsprechende Mittel. Am dritten Tage nahm die Krankheit noch zu, am vierten verminderten sich zwar die genannten Zufälle in etwas, allein ganz konnte Patient sich nicht erholen, sondern erreichte unter beständigem Wechsel von Besserung und Verschlimmerung bereits die neunte Woche, als plötzlich allgemeine Convulsionen ausbrachen, die mit Unterbrechungen zwei Tage dauerten, worauf das Kind an Armen und Füssen gelähmt wurde. Die übrigen Functionen aber, wie die der Blase und des Mastdarms erlitten keine Störung. Es wurden nun nach und nach mehrere Aerzte zu Rathe gezogen, allein ohne dass ihre Bemühungen einen erheblichen Nutzen gebracht hätten. Die Beine des früher so blühenden Kindes magerten immer mehr ab, und das Aufrechtsitzen war erst nach Verfluss eines Jahres wieder möglich. Dadurch, dass das Gehen nur mittelst Händen und Füssen ausgeführt werden konnte, bildeten sich allmälig verschiedene Verkrümmungen der Extremitäten. Ausser einem akuten Hautexanthem, das übrigens einen regelmässigen Verlauf nahm, stellten sich nachher keine weiteren Krankheiten ein, auch gingen das übrige Zahngeschäft sowie die körperlichen Verrichtungen regelmässig von statten.

Zustand des Patienten beim Eintritt in die Heilanstalt, in welche er nach dem erfolglosen Gebrauch des Wildbades kam (siehe Tab. VI. Fig. 7 a): Alter 12 Jahre; Aussehen ziemlich gut; Bildung und Umfang des Kopfes normal; dunkle Farbe der Haut und der Haare; Sinnesfunctionen ungetrübt, geistige Fähigkeiten vorzüglich; Thorax nach allen Dimensionen enge beschaffen; die vorderen Enden der oberen Rippen mit ihren Knorpeln rechterseits eine Erhöhung bildend; eine ziemlich starke Abweichung der unteren Brust- und oberen Lendenwirbel nach links; überhaupt beim Sitzen eine grosse Kraftlosigkeit in der Haltung des Oberkörpers; die Arme besitzen zwar ihre normale Kraft, doch ist der rechte etwas dünner als der linke.

Was dagegen die untern Extremitäten betrifft, so sind besonders die Unterschenkel ausserordentlich abgemagert; letztere gegen die Oberschenkel und diese gegen den Bauch angezogen; die Füsse selbst aber klumpfussartig deformirt, der linke mehr als der rechte; überdiess halten beide Extremitäten die Lage nach rechts ein; die Kniescheiben, die grossen Trochanteren und überhaupt die Kniegelenksorgane ergeben bei näherer Untersuchung unverhältnissmässig kleine Hervorragungen. Die Temperatur des Oberkörpers und der Arme ist ziemlich normal, dagegen die des Oberschenkels schon etwas niederer, ganz besonders kalt aber fühlen sich die Unterschenkel und die Füsse an,[1] und haben dabei ein blaurothes Aussehen. Die Empfindung ist durchaus ungetrübt, und das Bewegungsvermögen der genannten Gliedmassen hier noch in dem Masse vorhanden, dass Patient sie in sitzender Stellung mit ziemlicher Kraft abduciren,

[1] Temperaturangabe:

	Linke Seite.	Rechte Seite.
Zimmerwärme . . . . 15°		
Mundwärme . . . . . 29°		
Halswirbel . . . . . 27°		
Rückenwirbel . . . . 26°		
Lenden- und Kreuzwirbel 24½°		
Achselhöhle	28°	28°
Oberarm	25°	25°
Unterarm	24°	23°
Hand	21°	21°
Oberschenkel	24°	24°
Kniekehle	23°	21½°
Unterschenkel	19½°	18½°
Fusssohle	17°	16½°

adduciren, flectiren und soweit es die Contractur erlaubt, ausstrecken kann. Dagegen aber sind die Füsse mit Ausnahme der Zehen linkerseits nicht der geringsten spontanen Bewegung fähig; überhaupt zeigt sich in der linken Extremität mehr Bewegungskraft als in der rechten; stehen und gehen kann indess der unglückliche Knabe selbst mit Krücken nicht. Will er sich von einer Stelle zur andern fortschaffen, so bringt er den Körper in eine solche zusammengekrümmte Position, dass er mit beiden Händen die Füsse zu ergreifen und sie so von einem Punkte zum andern zu setzen im Stande ist, was einen grässlichen Anblick gewährt.

In Beziehung auf die Bewegungskraft des Thorax ist noch anzuführen, dass Patient, indem er auf dem Rücken liegt, sich nicht ohne kräftige Unterstützung der Arme aufzurichten und aus einer der Lagen des Körpers zu erheben im Stande ist. Dabei ist das Allgemeinbefinden gut, Stuhlgang und Urin[1] der freien Willkür unterworfen; Appetit so wie alle körperlichen Functionen normal. Weder bei diesem Knaben, noch bei seinen übrigen 9 Geschwistern sollen je Scropheln oder Rhachitis vorgekommen sein.

Zustand des Patienten beim Austritt aus der Anstalt nach vierzehnmonatlicher Behandlung: (vgl. Tab. VI. Fig. 7 b).

Wie in den vorhergegangenen Fällen, so sind auch hier ausser der Heilung der sehr abnorm beschaffen gewesenen Gliedmassen unverkennbare Verbesserungen in Beziehung auf Modalität, Volumen und Temperatur[2] der Gliedmassen

---

[1] Der Urin zeigte ein specifisches Gewicht von 1,0119, reagirte sauer, und hatte den normalen Gehalt an feuerbeständigen Salzen.

[2] Temperaturangabe:

	Zimmerwärme	Mundwärme	Halswirbel	Rückenwirbel	Lenden- und Kreuzwirbel		

Zimmerwärme . . . . . 15°
Mundwärme . . . . . . 30°
Halswirbel . . . . . . 28°
Rückenwirbel . . . . . 27°
Lenden- und Kreuzwirbel . 26°

	Linke Seite.	Rechte Seite.
Achselhöhle	28°	28°

	Linke Seite.	Rechte Seite.
Oberarm	27°	27°
Unterarm	27°	27°
Hand	26°	26°
Oberschenkel	25°	25°
Kniekehle	24°	24°
Unterschenkel	20°	19°
Fusssohle	20°	19°

erreicht worden. Der jetzt viel heiterere Knabe geht mit
Maschinen und Krücken recht kräftig und schnell. Auch
Oberkörper und Arme haben durch die Kur an Kraft und
Umfang, sowie die Seitenkrümmung des Rückgrates, für das
die Krücken eine wesentliche Stütze abgeben, an Besserung
gewonnen.

8. Fall.

L. W., Knabe eines sehr robusten Bauern, dagegen einer
an Lungenphthise gestorbenen Mutter. Gesund und gerade
geboren entwickelte er sich bald zu einem blühenden und
kräftigen Wesen, wurde mit Erfolg geimpft, und versprach
überhaupt ein glückliches Gedeihen. Ungefähr im neunten
Monat aber änderte sich diess; das Kind erkrankte plötzlich
unter den Erscheinungen von grosser Hitze, heftigem Schreien,
Fieber, Unruhe, vielem Durste. Die Eltern, diesen Zustand
für Folge des Zahnens haltend, achteten während zwei Tagen wenig darauf, bis am dritten Nachmittag plötzlich Convulsionen eintraten, die mit Intervallen, welche durch sogenannte stille Gichter ausgefüllt wurden, zwei Tage dauerten.
Dem jetzt herbeigerufenen Arzte gelang es zwar, das Leben
des kleinen Knaben zu retten, nicht aber die eingetretene
Lähmung der untern Extremitäten und des linken Arms zu
verhüten. Das kurz vorher noch so blühende Kind glich
jetzt einer verwelkten Blume; die gesunde Farbe hatte sich
in eine blasse, die früher sehr kräftigen Gliedmassen in
schlaff und leblos daliegende Organe verwandelt; ja es konnte
nicht einmal mehr aufrecht sitzen, vielweniger stehen und
gehen. Das Gefühlsvermögen der Arme und Beine zeigte
sich dagegen nicht beeinträchtigt, Blase und Mastdarm aber
lähmungsartig geschwächt, was sich namentlich nachher, als
der Knabe älter wurde, deutlich kund gab.

Die verschiedenen, nach und nach angewandten inneren
und äusseren Mittel, worunter Fontanellen in der Lenden-

gegend, spirituöse Einreibungen, Strychnin etc. blieben ohne
besonderen Erfolg, wesswegen man jeden weiteren Heilver-
such aufgab, und die Sache der Natur überliess. Später,
nachdem längst nichts mehr gebraucht worden war, stellte
sich nach und nach die Bewegungsfähigkeit des linken Armes und die Kraft, allein aufrecht zu sitzen, wieder ein,
während die Beine unvollkommen gelähmt, atrophisch und
kalt blieben.

Da jedoch der noch erhaltene Grad von Bewegungsfähigkeit zum Gehen an Krücken oder mittelst eines Führers
nicht zureichte, so fing der Knabe an, sich auf Händen und
Füssen zu bewegen. Je mehr diess aber geschah, desto deutlicher war zu sehen, wie allmählig Verkrümmungen der
Gliedmassen entstanden; im Uebrigen erhielt sich das Befinden später fortwährend gut, ohne dass sonstige Kinderkrankheiten eintraten, und brachen die übrigen Zähne in
der Folge ohne die mindeste Störung hervor. Von Kopf-
und sonstigen Hautausschlägen, Skropheln und Rhachitis
wollen die Eltern nichts gesehen haben; auch klagte das
Kind nie über Schmerzen an irgend einer Stelle des Körpers.

Zustand des Patienten beim Eintritt in die Heilanstalt
(vgl. Tab. VI. Fig. 8a):

Alter fünf Jahre. Bei Betrachtung des Oberkörpers fällt
zunächst die für dieses Alter auffallend kräftige Entwicklung
desselben im Vergleich mit den magern, kalten[1] und deformirten untern Extremitäten auf; der mit dunklen Haaren
bedeckte Kopf ist zwar etwas grösser, als er sein sollte,

Temperaturangabe:

			Linke Seite.	Rechte Seite
Zimmerwärme	15°			
Mundwärme	30°	Oberarm	27°	27°
Halswirbel	29°	Unterarm	26°	26°
Rückenwirbel	27°	Oberschenkel	23°	23°
Lendenwirbel	26°	Kniekehle	22°	22°
	Linke Seite. Rechte Seite.	Unterschenkel	21½°	20°
Achselhöhle	29°　29°	Fusssohle	17°	17°

allein weder Geistes- noch Sinnesfunctionen sind gestört, die Arme in jeder Beziehung normal beschaffen; die Vorderseite des Körpers gut gebaut; das Rückgrat aber in den untern Dorsal- und obern Lumbarwirbeln etwas nach links abgewichen. Die linke untere Extremität ist in sitzender Stellung nach aussen gedreht und der Fuss in starker Streckung, der Unter- und Oberschenkel dagegen im Zustande beträchtlicher Beugung erhalten; dafür liegt die rechte nach innen und ist auf die nämliche Weise, jedoch in geringerem Grade, deformirt. Veranlasst man den Knaben, die Glieder zu bewegen, so zieht er dieselben in den Knie- und Hüftgelenken, indessen entschiedener und kräftiger auf der linken als auf der rechten Seite, an und stösst sie, soweit es die Contracturen zulassen, wieder von sich; die Füsse selbst vermag er nicht, wohl aber ihre Zehen ein wenig zu flectiren; hebt man den Patienten unter den Armen in die Höhe und berühren dabei die Füsse den Boden, so schleudert er die Extremitäten ziemlich kräftig zu Gehversuchen voran, das alleinige Stehen und Gehen aber ist, wie schon angeführt, auf keine Weise möglich, und der Knabe zur Ausführung einiger Ortsbewegungen auf Hände und Füsse beschränkt. Dabei ist das Gefühl in den gelähmten Theilen vollständig erhalten, Faeces und Urin [1] gehen oft, namentlich des Nachts unwillkürlich ab; der Radialpuls ist ziemlich kräftig, dagegen der in den gelähmten Gliedern sehr klein und schwach; Appetit und Schlaf ganz gut; von Hautausschlägen, Skropheln und Rhachitis ist auch gegenwärtig nichts zu entdecken.

Zustand des Patienten beim Austritt aus der Anstalt nach achtzehnmonatlicher Behandlung (vgl. Tab. VI. Fig. 8 b):

In diesem Falle erscheint das Resultat der Kur wieder günstiger als in dem vorhergegangenen: denn, ausser der Normalisirung der verkrümmten Gliedmassen, ist die Heilung

---

[1] Urin von 1,031 specifischem Gewicht, saurer Reaktion und ziemlich reichem Gehalt an feuerbeständigen Salzen. .

so weit gediehen, dass der am Oberkörper von Gesundheit
und Kraft strotzende Knabe ohne Krücken mit der oben
schon angegebenen Gehmaschine, auch ohne Stock recht gut
zu gehen im Stande war, und wie ich erfuhr, zu Hause
noch weitere Fortschritte gemacht hat. Die Besserung der
Bewegungsfähigkeit der Glieder zeigte sich nicht nur bei
dem Gebrauch der mechanischen Stütze, sondern es war
auch ohne diese recht deutlich zu ersehen, wie die spontanen
Bewegungen der Gliedmassen mit viel grösserer Lebendigkeit
und Kraft ausgeführt werden konnten als früher; dabei
waren die Beine voluminöser, weniger welk und schlaff,
wärmer,[1] transpirirten oft, und wurden sie auch kalt, so
nahmen sie doch bälder wieder eine wärmere Temperatur
an als vormals; die frühere paralytische Schwäche der Blase
und des Mastdarms hatte sich ganz verloren und dafür re-
gelmässige Thätigkeit jener Organe sich eingestellt. Die
Geistesfähigkeiten des Knaben, obwohl im gewöhnlichen
Sinne beschränkt zu nennen, hatten sich immerhin merklich
entwickelt.

9. Fall.

A. B., Töchterchen eines Gutsbesitzers, das zweitälteste
Kind kräftiger Eltern, die früher Eines von fünfzehn Monaten
an Convulsionen verloren hatten, kam gesund und gut gebildet zur Welt. Von der Mutter gestillt, blieb es bis zum
sechsten Monat immer gesund und gedieh vortrefflich. Um
die angegebene Zeit überfiel dasselbe plötzlich eine Krankheit, die mit grosser Unruhe, Hitze, vielem Durst, Fieber etc.

[1] Temperaturangabe:

			Linke Seite.	Rechte Seite.
Zimmerwärme	15 °			
Mundwärme	30 °	Oberarm	27 °	27 °
Halswirbel	29 °	Unterarm	26 °	26 °
Rückenwirbel	27 °	Oberschenkel	25 °	25 °
Lendenwirbel	26 °	Kniekehle	23 °	23 °
	Linke Seite. Rechte Seite.	Unterschenkel	22 °	21 °
Achselhöhle	29 ° 29 °	Fusssohle	19 °	19 °

anfing, und die, nachdem sie unter Hinzukommen von nur leichten Convulsionen einige Tage gedauert hatte, sich wieder verlor. Die scheinbar genesene Patientin nahm wieder Nahrung zu sich, und schon glaubte man, es sei Alles vorüber, als kurz darauf mit Schrecken die Entdeckung einer Paralyse der untern Extremitäten gemacht wurde; letztere schwollen an, wurden kalt und dunkelblau, ihr Gefühl erhielt sich jedoch ungetrübt. Die Arme blieben von der Affection verschont, ebenso Blase und Mastdarm.

Der herbeigerufene Arzt soll die Lähmung für eine Folge eines Nervenschlags erklärt und demgemäss behandelt haben; allein ohne allen Erfolg. Auch die Bäder von Wiesbaden vermochten nicht die geringste Veränderung des Uebels hervorzubringen; spätere von andern Aerzten mit den verschiedensten Mitteln unternommene Kurversuche hatten dasselbe Schicksal; das Kind blieb in dem Grade paralytisch, dass es zwar die Gliedmassen im Knie- und Hüftgelenk, besonders in letzterem, noch etwas zu beugen und zu strecken, allein weder mit, noch ohne Krücken, noch geführt, zu stehen und zu gehen im Stande war, und so trat bei Zunahme seines Alters die Nothwendigkeit für dasselbe ein, sich auf Händen und Füssen fortzuschleppen.

Mit Ausnahme einiger leicht verlaufener Kinderkrankheiten blieb das Befinden sonst immer gut; die Zähne brachen im Weiteren ohne alle Zufälle hervor; auch die Vaccination hatte guten Erfolg; Urin- und Stuhlausleerungen waren immer regelmässig, Störungen der Geistes- und Sinnesfunctionen nicht vorhanden, weder Skropheln, Rhachitis noch Hautausschläge sind je bemerkt worden. Zustand der Patientin beim Eintritt in die Anstalt (vgl. Tab. VII. Fig. 9 a):

Alter acht Jahre; Oberkörper nach allen Richtungen gehörig genährt und entwickelt, das Aussehen gut, der Kopf nicht grösser als er für dieses Alter sein soll; obgleich die geistigen Fähigkeiten schwach zu nennen sind, so zeigen sie

doch, so wenig als die Sinne, eine eigentliche Anomalie.
Während die Vorderseite des Körpers normal beschaffen ist,
weicht das Rückgrat in seinen untern Rücken- und obern
Lendenwirbeln stark nach links ab, ohne dass jedoch beim
Druck auf dasselbe an irgend einer Stelle Schmerzen zu entdecken waren. Die Arme sind zwar ziemlich gut entwickelt,
allein die Flexoren der beiden Vorderarme in der Art relaxirt, dass das Mädchen dieselben ungewöhnlich weit zurück-
strecken kann. Die Beine, besonders die Oberschenkel erscheinen hier weniger atrophisch, als in den übrigen Fällen;
in den Unterschenkeln dagegen ganz blauroth und kalt;[1]
die linke Extremität ist um 8 Linien kürzer als die rechte
und die Wadenmuskeln sind so erschlafft, dass die Fussspitze auf eine abnorme Weise nach oben und aussen gerichtet ist und eine Art Plattfuss bildet, wobei die Sehne
des *Peronaeus longus* auf den *Maleolus ext.* gleitet. Die
rechte Extremität dagegen zeigt sich etwas dünner und kälter, und der Fuss selbst pferdefussartig deformirt. Was nun
die willkürliche Bewegungsfähigkeit betrifft, so kann das
Mädchen die linke Extremität im Hüft- und Kniegelenk noch
ziemlich kräftig beugen und strecken, weniger die Füsse
und Zehen; dagegen ist aber das rechte, kältere und atro-
phischere Bein hinsichtlich dieser Fähigkeiten beschränkter,
während Ab- und Adduction auf beiden Seiten wieder gleich
lebendig von statten gehen; das Empfindungsvermögen ist
vollkommen erhalten. Will Patientin, die, wie gezeigt, auf
keine Weise stehen oder gehen kann, sich fortbewegen, so
setzt sie die Hände auf den Boden und schiebt so mittelst
der vom Becken zu den Oberschenkeln gehenden Muskeln,

Temperaturangabe:

			Linke Seite.	Rechte Seite.
Zimmerwärme	15°			
Mundwärme	30°	Oberschenkel	21°	20°
Halswirbel	29°	Kniekehle	19$\frac{1}{2}$°	19°
Rückenwirbel	28°	Unterschenkel	14$\frac{1}{2}$°	14°
Lendenwirbel	27°	Fusssohle	14°	14°

die überhaupt in allen diesen Fällen noch mehr Kraft besitzen, als die weiter unten liegenden, die Beine voran. Hebt man dieselbe unter den Armen so auf, dass die Füsse den Boden berühren, so wirft sie sie noch ziemlich kräftig voran. Alle übrigen Functionen: Schlaf, Appetit, Verdauung sind normal. Urin[1] und Stuhl der ungetrübten Herrschaft des Willens unterworfen; von Scrophulosis oder Rhachitis kann auch jetzt nichts wahrgenommen werden.

Zustand der Patientin beim Austritt aus der Anstalt nach vierzehnmonatlicher Behandlung (vgl. Tab. VII. Fig. 9 b):

Eine Vergleichung des früheren Grades des Uebels mit dem gegenwärtigen lässt auch in diesem Fall eine wesentliche Verbesserung nicht verkennen. Die untern Gliedmassen besitzen nun wieder ihre normale Form, mehr Bewegungsfähigkeit, Tonus, Umfang und Wärme,[2] und schwitzen häufig, was früher nie der Fall war. Das Mädchen ist im Stande, mittelst der Maschine und Krücken oder eines Führers recht schnell und sicher zu gehen; zugleich wurde auch der Oberkörper durch die Kur sehr erstarkt, und das verschobene Rückgrat, das durch die Krücken zweckmässig unterstützt wird, sichtlich gebessert. Das Mädchen hatte ein viel gesünderes Aussehen, grössere Heiterkeit und Lebendigkeit erlangt.

10. Fall.

A. B., Knabe eines an langwierigem Leberleiden verstorbenen Vaters und einer noch lebenden, gesunden Mutter,

---

[1] Der Urin hatte ein specifisches Gewicht von 1,018, reagirte sauer und war von normaler Zusammensetzung.

[2] Temperaturangabe:

			Linke Seite.	Rechte Seite.
Zimmerwärme	15°			
Mundwärme	30°	Oberschenkel	22°	21°
Halswirbel	29°	Kniekehle	22°	20°
Rückenwirbel	28	Unterschenkel	19°	17°
Lendenwirbel	27°	Fusssohle	18°	16°

wurde gerade geboren, entwickelte sich kräftig und zahnte
ganz leicht. Ungefähr im achtzehnten Monat wurde er von
heftigem Scharlachfieber befallen, das bei nachlässiger Pflege
in wenigen Tagen einen nervösen Charakter annahm und
Lähmnung beider untern Extremitäten mit Anschwellung derselben zur Folge hatte. Convulsionen sollen keine stattgefunden haben; auch wurden die Arme hier nicht afficirt.
Später verlor sich der ödematöse Zustand, und Atrophie mit
den übrigen wiederholt angegebenen Erscheinungen trat dafür
an die Stelle; Blase und Mastdarm waren nicht gelähmt,
Geistes- und Sinnesfunctionen nie getrübt; Stehen und Gehen
aber auf keine Weise möglich.

Zustand des Patienten beim Eintritt in die Anstalt:

Alter acht Jahre; Aussehen nicht besonders gut; Bildung des Kopfes, der Arme und des Brustkorbs normal; die
untern Extremitäten wie in den bisherigen Fällen unvollkommen gelähmt, sehr abgemagert, kalt, und der rechte
Fuss varusartig deformirt; die linke Extremität dagegen hat
ihre normale Form behalten. Will der Knabe gehen, so
bewegt er sich auf Händen und Füssen. Stuhlgang und
Urinausleerung sind regelmässig; Erscheinungen von Scrophulosis oder Rhachitis nicht zu ermitteln.

Zustand des Patienten beim Austritt aus der Anstalt
nach dreizehnmonatlicher Behandlung:

Heilung des Klumpfusses; Zunahme des Volumens, der
Bewegungsfähigkeit und der Temperatur beider Extremitäten,
besonders der Oberschenkel; Herstellung der Möglichkeit,
mittelst Maschine und Krücken, auch eines Stockes, recht
sicher und kräftig zu gehen, Allgemeinbefinden, Aussehen etc.
sehr verbessert. In Betreff seiner Grösse ist dieser Patient
ebensowenig wie die bisherigen vergleichungsweise mit Andern seines Alters zurück; Geistes- und Sinnesfunctionen
gehörig entwickelt, das ganze Wesen desselben lebendiger
und munterer.

11. Fall.

J. R., gesund und gerade geborener, unehelicher Knabe einer armen Mutter, die ihn selbst stillte, blieb bis zum neunten Monat kräftig. Um diese Zeit stellte sich das Zahngeschäft mit Hitze, grossem Durst, Anschwellung des Zahnfleisches und Speichelfluss ein, worauf man aber Anfangs nicht sehr achtete, bis sich die Symptome in der Art steigerten, dass das Leben des Kindes nach einigen Tagen in der grössten Gefahr schwebte. Diese Krankheitserscheinungen minderten sich zwar, allein die untern Extremitäten waren gelähmt. Convulsionen sollen keine zugegen gewesen sein.

Während hierauf der Zahndurchbruch leicht von statten ging, und der Knabe auch sonst immer wohl war, magerten die Gliedmassen sichtlich ab, wurden kälter und schlaffer; das Gefühl und einige Beweglichkeit der Beine, sowie die Functionen der Blase und des Mastdarms wurden jedoch erhalten.

Zustand des Patienten beim Eintritt in die Anstalt:

Alter acht Jahre; Aussehen des sonst gut gebauten Oberkörpers wenig kräftig; Kopfbildung normal; die untern Extremitäten atrophisch, kalt und schlaff, das linke Bein ohne Deformität, auch etwas schwächer als das rechte, welches die Gestalt eines Valgus besitzt; Stehen und Gehen unmöglich; alle sonstigen körperlichen Verrichtungen normal; Symptome ausgesprochener Scropheln und Rhachitis nicht vorhanden.

Zustand des Patienten beim Austritt aus der Anstalt nach siebenmonatlicher Behandlung:

Normalstellung des verkrümmten Gliedes; Verminderung der Atrophie und der Laxität der Muskeln und Bänder; Zunahme der Wärme und Bewegungsfähigkeit der Glieder; Möglichkeit mit Stock und Maschine recht gut zu gehen; wesentliche Verbesserung der Gesammtconstitution.

12. Fall.

K. H., Tochter kräftiger Eltern, gerade geboren und mit Ausnahme kleiner Unterbrechungen beim Zahnen in der zweiten Hälfte des ersten Jahres immer gesund, erkrankte circa 13 Monate alt unter Symptomen von erschwertem Zahnen und plötzlich eingetretenen Convulsionen, die trotz schnell angewandter ärztlicher Hülfe mit unvollkommener Paralyse der untern Gliedmassen endigten. Es folgte Abmagerung, Kälte etc., wobei sich aber die Empfindung der afficirten Theile, sowie die Functionen der Blase und des Mastdarms ungetrübt erhielten. Stehen und Gehen war, an Tisch und Bank sich haltend, bis zum siebenten Jahre noch kümmerlich möglich; von da an aber trugen die schwachen Beine den schwerer gewordenen Oberkörper nicht mehr. Im eilften Jahre bildete sich eine Anziehung des linken Unterschenkels gegen den Oberschenkel, und im vierzehnten ein Klumpfuss dieser Seite aus.

Zustand der Patientin beim Eintritt in die Anstalt:

Alter 20 Jahre; Aussehen und Bau des Oberkörpers sehr kräftig, Arme nicht afficirt, Umfang des Kopfes normal, Geistes- und Sinnesfunctionen ungetrübt; dagegen zeigt die Wirbelsäule in ihren untern Rücken- und obern Lendenwirbeln eine im zehnten Jahre begonnene bedeutende Abweichung nach rechts. Im Uebrigen findet sich hier die Integrität des Gefühls, die nämliche Abmagerung, Laxität, Kälte, Unmöglichkeit zu stehen und zu gehen, trotz einiger zurückgebliebenen Beweglichkeit der Beine, wie in den übrigen Fällen. Im fünfzehnten Jahre stellte sich die Menstruation ohne Beschwerden zum erstenmale ein und wiederholte sich seither alle vier Wochen regelmässig mehrere Tage lang. Stuhlgang und Uriniren normal; alle übrigen körperlichen und geistigen Functionen ungestört; keine Scrophulosis und Rhachitis zugegen.

Zustand der Patientin beim Austritt aus der Anstalt nach zwölfmonatlicher Behandlung:

Aussehen und Habitus viel kräftiger; die Contracturen beseitigt; die Gliedmassen beweglicher und etwas wärmer, Stehen und Gehen mit Maschine und Stock ohne Krücken ziemlich gut möglich; alle körperlichen Functionen geregelter, Geist und Gemüth der Patientin durch die ihr gewordene grosse Erleichterung viel heiterer und lebensfroher.

13. Fall.

K. W., Bauerntochter, kam gesund und gerade zur Welt und blieb es bis zu 5½ Jahren. Um diese Zeit befiel das sehr stark und blühend aussehende Mädchen plötzlich eine Krankheit mit den Erscheinungen von Hitze, Fieber, heftigen Schmerzen in beiden Hüften, die sofort in Lähmung der untern Extremitäten, wovon Blase und Mastdarm aber verschont blieben, überging. Später bildeten sich an der äussern Seite beider Becken- und Oberschenkelknochen Abscesse und Caries; die lange offen gebliebenen Fisteln stiessen von Zeit zu Zeit Knochensplitter aus; auch fing die linke, bedeutend dünnere und kürzere Extremität bei zunehmendem Alter an, sich pferdefussartig zu deformiren, die rechte dagegen eine Retraction im Knie- und Hüftgelenk zu bilden. Die Kranke war genöthigt, sich auf Händen und Füssen fortzuschleppen; nichtsdestowaniger nahm der Oberkörper von Jahr zu Jahr an Wachsthum und Schwere zu. Die Menstruation trat mit vierzehn Jahren ohne alle Beschwerden ein und kehrte regelmässig wieder.

Zustand der Patientin beim Eintritt in die Anstalt:

Alter 21 Jahre; Constitution lymphatisch, pastös, Oberkörper besonders stark und untersetzt, Geistes- und Sinnesfunktionen, trotz dem, dass das Mädchen nie einen regelmässigen Schulunterricht genossen hatte, ordentlich entwickelt; auf der äussern Seite beider Beckenhälften und am obern Ende der Oberschenkel mehrere Narben und einige noch nicht ganz geschlossene Fistelöffnungen, die aber nicht mehr in die Tiefe gehen; die Gliedmassen selbst sehr atrophisch und auf die angegebene Weise deformirt. Obwohl Patientin die Beine, besonders das rechte, einigermassen beugen und strecken konnte, so vermochte sie doch nicht einmal mit Krücken zu gehen, und bediente sich daher zur Ortsbewegung der Hände und Füsse. Die Empfindung war dabei ganz erhalten; Menstruation sowie alle übrigen Verrichtungen auch gegenwärtig regelmässig.

Zustand der Patientin beim Austritt aus der Anstalt nach vierzehnmonatlicher Behandlung:

Vollständige Heilung der beim Eintritte noch nicht geschlossenen Fisteln; Zurückführung der Krümmung zur normalen Form, deutlich vermehrte Beweglichkeit, Umfang und Wärme der Gliedmassen; Möglichkeit mit Maschine und Krücken zu gehen; Verbesserung der ganzen Constitution.

14. Fall.

Ch. S., Töchterchen gesunder Eltern, gerade geboren, konnte schon mit einem Jahr, an der Hand geführt, laufen, als es um diese Zeit unter den Erscheinungen erschwerten Zahnens erkrankte und am Ende lahm wurde, worauf die Beine anfingen, kalt und mager zu werden, ihre Empfindung aber beibehielten. Die Paralyse verminderte sich indessen mit zunehmender Entwicklung des Körpers in der Art, dass das Mädchen nothdürftig ohne Krücken ein wenig gehen konnte, aber dabei leicht zu Boden fiel. Später bildete sich linkerseits ein ziemlich starker Klumpfuss, und rechterseits die ersten Andeutungen eines solchen, wodurch das Gehen beinahe wieder ganz unmöglich wurde. Die Functionen der Blase und des Mastdarms erlitten keine Störung.

Zustand der Patientin beim Eintritt in die Anstalt:

Alter 10 Jahre; Aussehen schwächlich, Kopfbildung regelmässig, Geistes- und Sinnesfunctionen ohne Defekt, Arme kräftig, Thorax auf seiner vordern Seite gut gebildet, dagegen weicht die Wirbelsäule mit einem einfachen Bogen etwas nach rechts. Die Unterextremitäten auf die angegebene Weise deformirt und abgemagert; die Kniegelenksbänder sehr schlaff; das Kind vermag zwar ohne Krücken mittelst eines Führers, aber nur sehr mühsam zu gehen; alle sonstigen Verrichtungen normal.

Zustand der Patientin beim Austritt aus der Anstalt nach zwölfmonatlicher Behandlung:

Beseitigung der Deformitäten, kräftigere Entwicklung, nicht nur der untern Extremitäten, sondern auch der ganzen Constitution, Möglichkeit, mittelst einer einfachen Stützmaschine gut zu gehen.

15. Fall.

M. N., Töchterchen einer Bürgerfamilie, war von Geburt aus gesund und gerade und blieb es auch bis zu ungefähr zwei Jahren. Um diese Zeit wurde es von einem akuten Fieber befallen, das etwa acht Tage dauerte. Als die Krankheit vorüber war, fand man Arme und Füsse lahm. Später stellte sich die Beweglichkeit der ersteren wieder ein, nicht aber die der letzteren; das Mädchen war nur mit Krücken nothdürftig ein wenig zu gehen im Stande. Beim Stehen und Gehen wichen die beiden Kniegelenke, namentlich das linke, ungewöhnlich weit zurück, und rechterseits nahm der Fuss eine valgusartige Deformität an, damit war grosse Abmagerung und Kälte, aber vollständige Erhaltung der Empfindung verbunden. Die Entwicklung des Oberkörpers erlitt keinerlei Störung.

Zustand der Patientin beim Eintritt in die Anstalt (vgl. Tab. VII. Fig. 10 a):

Alter zwölf Jahre; Aussehen und Bildung des Oberkörpers sehr robust, Geistes- und Sinnesfunctionen ohne Defekt. Die Unterextremitäten, wie schon angeführt, sehr kalt und atrophisch, die zu den Unterschenkeln gehenden Flexoren, die Bänder der Knie- und Fussgelenke so relaxirt, dass die Knie beim Stehen und Gehen auf eine grässliche Weise zurückweichen, und der rechte Fuss valgusartig deformirt ist. Alle andern Functionen sind im Zustande vollkommener Regelmässigkeit und keine sichtbare Erscheinung von Scropheln oder Rhachitis vorhanden.

Zustand der Patientin beim Austritt aus der Anstalt nach achtmonatlicher Behandlung (vgl. Tab. VII. Fig. 10 b):

Wie aus der angegebenen Abbildung zu ersehen ist, war hier ausser der dynamischen Behandlung Hauptaufgabe, durch eine geeignete mechanische Vorrichtung das fernere Zurückweichen der beiden Knie über den normalen Grad zu verhüten. Das eingeschlagene Verfahren hatte auch wirklich eine wesentliche Besserung des Uebels zur Folge: denn das Mädchen erlangte die Fähigkeit mit der auf der Abbildung zu ersehenden Maschine ohne Krücken (die sie vorher nicht von der Seite legen durfte) gut zu gehen; die Muskeln und Bänder der Extremitäten gewannen sehr an Kraft und Tonus, nicht weniger die Ernährung und Wärme derselben.

16. Fall.

M. R., Töchterchen gesunder Eltern aus dem gebildeten Stande, gerade geboren, bis zu $1^{1}/_{2}$ Jahren immer wohl, zahnte leicht, lernte bald laufen und war mit Erfolg geimpft. Um die genannte Zeit erkrankte dasselbe ohne Vorboten über Nacht unter den Erscheinungen von Hitze, Fieber und Convulsionen, und war des andern Morgens bei Nachlass derselben an beiden Beinen gelähmt. Diese wurden nun kälter und magerten nach und nach beinahe bis zum Skelett ab, behielten aber dabei ihre Empfindung. Mit zunehmendem

Alter verminderte sich die Paralyse in der Art, dass das Mädchen, wenn gleich ausserordentlich beschwerlich, ein wenig ohne Krücken zu gehen im Stande war. Die zu den Unterschenkeln gehenden Flexoren und die Bänder der Kniegelenke waren, wie in dem vorhergehenden Falle, sehr relaxirt, wesswegen auch hier die Knie in demselben Grade nach hinten zurückwichen, und dadurch das Gehen ohne Krücken beinahe unmöglich machten. Im Uebrigen war das Mädchen mit Ausnahme des später eingetretenen Scharlachfiebers und der Masern immer gesund.

Zustand der Patientin beim Eintritt in die Anstalt:

Alter 9 Jahre; Aussehen mager, Kopf regelmässig geformt, Geistes- und Sinnesfunctionen ungetrübt; das Mädchen voll Talent und lebhaften Temperaments, Arme und Thorax normal; die Unterextremitäten auf die angegebene Weise beschaffen, wobei zu bemerken ist, dass hier keine sonstigen Verkrümmungen vorhanden waren, und dass, wie gleichfalls erwähnt, Stehen und Gehen ohne Krücken fast ganz abgeschnitten war. Sass dagegen das Mädchen, so konnte es alle Bewegungen der Extremitäten ziemlich kräftig ausführen.

Zustand der Patientin beim Austritt aus der Anstalt nach zehnmonatlicher Behandlung:

Das Resultat der Kur war im Allgemeinen dasselbe, wie im vorhergegangenen Falle, wesshalb ich mich darauf beziehe und nur hinzufüge, dass diese Patientin mit ihrer Stützmaschine noch weit besser und sicherer zu gehen im Stande ist, als die vorhin genannte.

17. Fall.

Wörtliche Abschrift der von dem Vater dieser Patientin, welcher selbst Arzt ist, erhaltenen Krankengeschichte, die ich hier um so mehr ganz gebe, als sie einerseits zur Bestätigung der bisher angeführten dient, andererseits aber auch zugleich den Beweis liefert, dass selbst die sorgfältigste und beharrlichste Behandlung dieser Krankheit vor dem Eintritt in die Anstalt zu keinem günstigeren Resultate führte als in den übrigen Fällen. S. B., Mädchen gesunder Eltern, wurde leicht und glücklich den 28. September 1827 geboren. Während der Schwangerschaft (der vierten) hatte sich die Mutter im Allgemeinen ziemlich guter Gesundheit zu erfreuen gehabt. Wie die früheren drei Kinder, so konnte das neugeborene nicht selbst gestillt werden; es wurde desshalb gleich seinen gesunden Geschwistern mit Kuhmilch und Zwieback genährt. Bei dieser Nahrung und gehöriger Pflege gedieh das ohnehin schon gesunde und robuste Kind ganz vortrefflich; nicht das mindeste Unwohlsein, selbst nicht die so häufig in diesem Alter sich einstellenden leichten Convulsionen oder vorübergehenden Leiden der Digestionsorgane, von denen auch seine Geschwister früher mehr oder minder befallen wurden, störte seine Gesundheit während der ersten neun Monate. Schon im sechsten Monat konnte es fest stehen und bald darauf versuchte es auch zu schreiten, was auch mit geringer Nachhülfe ziemlich gut und immer besser gelang. Im Juni 1828 hatte auch der Durchbruch der ersten Zähne nicht den geringsten Einfluss auf die normale Entwicklung des Kindes; er wurde nicht eher bemerkt, als bis er vollendet war.

Nach einiger Zeit zeigte sich die erste krankhafte Affektion bei dem Kinde, nämlich Crusta lactea, jedoch nur in ganz geringem Grade, so dass hiedurch das Allgemeinbefinden gar nicht getrübt wurde, und der Ausschlag selbst in kurzer Zeit wieder verschwand, ohne dass weder äusserliche noch innerliche Mittel angewandt worden wären. So verstrichen abermals mehrere Wochen, ohne dass irgend etwas Beachtenswerthes vorgekommen wäre. Das Kind entwickelte sich ganz normal geistig und körperlich; alle Functionen, willkürliche und unwillkürliche, gingen regelmässig von

Statten. Was bei vielen Kindern in diesem Alter vorkommt, allzu sehr vorherrschende Sensibilität, war bei diesem nicht der Fall. Mit einem Wort, das Kind war robust und völlig gesund.

Nun sollte aber dieses plötzlich und ohne eine wahrnehmbare Ursache ganz anders werden. Zu Anfang August 1828 nämlich nahm man bei der Kleinen zuerst eine gewisse bisher ungewohnte Furchtsamkeit wahr; eine Fliege z. B. oder ein Schirm und namentlich jeder schwarze Gegenstand brachten das Kind in nicht geringen Schrecken, von dem es sich geraume Zeit nicht mehr erholte. Gleichzeitig beobachtete man an demselben ein zwar unbedeutendes Zittern des ganzen Körpers beim Aufheben und bei Versuchen, dasselbe wie bisher zu stellen. Daneben durchaus nichts Abnormes. Als dieser Zustand, den man um so eher auf Rechnung eines neuen Zahndurchbruchs zu schreiben geneigt war, weil sich auch noch andere hierauf bezügliche Symptome: angeschwollenes Zahnfleisch, grosses Verlangen, harte kühlende Gegenstände in den Mund zu bringen etc., zeigten, einige Tage so angedauert hatte, wurde das Kind in der Nacht auf den 10. August von heftigem Fieber befallen; es war äusserst unruhig, schrie viel mit heiserer Stimme, hatte ziemlich Durst, und neben bedeutend erhöhter Hauttemperatur einen beschleunigten Puls. Gegen Morgen schienen diese Zufälle etwas nachzulassen; als aber das Kind gestellt werden wollte, war diess durchaus unmöglich: das Bewegungs- und Empfindungsvermögen der untern Extremitäten war gänzlich verloren.

Ueber eine anfängliche, leicht zu entschuldigende Muthmassung: ob vielleicht eine stattgehabte, aber verheimlichte äussere Ursache diesem Zustande zu Grunde liegen möchte? konnte man bei näherer Prüfung um so weniger mehr im Zweifel sein, als auch die genaueste Untersuchung des Kindes keine äussere mechanische Einwirkung nachwies, vielmehr eine andere sich zu den genannten Symptomen gesellende Erscheinung: ein öfteres sardonisches Lachen, das offenbar die Mitleidenschaft des Zwerchfelles beurkundete, — vollends zu dem Schlusse führen musste, dass hier kein äusseres, sondern ein inneres Moment die plötzliche Lähmung bedinge.

Von welcher Art und Natur war aber dasselbe? Die richtige Lösung dieser Frage erachtete ich als die wesentlichste Bedingung für die Möglichkeit der so wünschenswerthen Heilung des unglücklichen Kindes. Eigener Erfahrungen über diese eigenthümliche Art von Paralyse entbehrend und auch sogar in den bessern therapeutischen Handbüchern den gehofften Aufschluss darüber vermissend,[1] ermangelte ich nicht, sogleich die Erfahrungen befreundeter Collegen zu Rathe zu ziehen; namentlich war es der für die Wissenschaft viel zu frühe verstorbene Dr. L. Hirzel, der sich die gemeinschaftliche Behandlung der kleinen Kranken zur angelegensten Sorge machte. Indess muss ich gestehen, dass auch diese Consultationen zu keiner apodictischen Gewissheit über die vorliegende Frage geführt haben, was freilich in der Eigenthümlichkeit des Krankheitsfalles begründet sein möchte, um so mehr, da bis jetzt sogar noch nichts Bestimmtes über die Ursache und das Wesen dieser Krankheit bekannt ist.

In Ermanglung nun einer zuverlässigen Aetiologie über diesen Krankheitsfall richteten wir zuerst unser Augenmerk auf die febrilen Erscheinungen, hoffend, dass vielleicht beim Verschwinden derselben auch die übrigen Symptome sich günstiger herausstellen würden. Patientin erhielt demnach Mixtura nitrosa mit Mucilag. G. arabic., Syr. et Aq. lauroc., Zuckerwasser zum Getränk und als Derivans Waschungen der untern Extremitäten mit warmem Weinessig. Am dritten

[1] Der Fall datirt vom Jahre 1840 und ist wiederholt aus der ersten Auflage.

Tage verschwand das Fieber und mit demselben auch das sardonische Lachen, hingegen blieben sich die Bewegungs- und Empfindungslosigkeit der untern Extremitäten gleich, ja es schien sich die erstere auf das Muskelsystem des ganzen Körpers auszudehnen, denn die Kranke musste liegen bleiben, wie sie lag, und konnte unter keinen Umständen freiwillig ihre Lage ändern. Auch vom Sitzen, selbst mit Unterstützung, war keine Rede mehr. Das Aussehen des Kindes war jetzt bedeutend blässer als früher, die Haut feucht, Athemholen regelmässig, Puls normal, Esslust etwas geringer als gewöhnlich, Urin- und Darmausleerungen regelmässig; aber weil die Kleine nicht mehr wie früher diese Verrichtungen durch verschiedene Zeichen anzeigte, mussten wir den unwillkürlichen Abgang derselben annehmen. Nun kamen Roborantia in Anwendung, hauptsächlich Ext. chin. frigid. par. mit Aq. Cinam. vin. und täglich einige Löffel Malaga. An die Stelle der Essigwaschungen traten Einreibungen aus Mixt. oleos. bals. mit Spirit. terp. und Liq. ammon. caust., denen später noch Tinct. canthar. zugesetzt wurde.

So wurde einige Monate fortgefahren, ohne dass, mit Ausnahme eines gesünderen Aussehens und besserer Esslust, der Zustand des Kindes sich nur einigermassen veränderte. Unter gleichzeitiger Anwendung der oben benannten Mittel wurde nun im November in der Kreuzgegend ein grosses Vesicans gelegt, das bis zum Februar 1829 in Suppuration erhalten, dann durch zwei zu beiden Seiten des Rückgrates mittelst Lap. caust. gesetzte Fontanellen vertauscht wurde. Da auch dieses kräftige Reizmittel keine Besserung herbeizuführen schien, so wurde seine fernere Anwendung im Juli unterlassen. Wenn nun gleich die eingeschlagene Behandlung der Kranken auf das Hauptleiden bisher ohne günstigen Erfolg war, so glaubten wir es doch hauptsächlich derselben zuschreiben zu dürfen, dass der während der Wintermonate

erfolgte Zahndurchbruch, wie der spätere im Frühjahr, so
ganz ohne die mindeste nachtheilige Einwirkung statt-
gehabt hatte. Aufgemuntert durch die vortrefflichen Resultate, die
man von der Anwendung des Ol. jecor. aselli bei rhachitischen Kindern erlangt hatte, entschlossen wir uns, mit diesem Mittel einen Versuch zu machen, ungeachtet wir nicht
mit Gewissheit verlarvte Rhachitis als Ursache der Paralyse
annehmen konnten. Derselbe wurde ununterbrochen während drei Monaten in steigender Gabe genommen, und der
Erfolg war, dass das Empfindungsvermögen in den
gelähmten Theilen allmählig wiederkehrte, und
dass auch leise Spuren von Zurückkehren der Muskelkraft in denselben sich zeigten, so dass das Kind die vor-
gehaltene Hand mit dem Fuss etwas zurückzustossen im
Stande war. Es konnte auch wieder sitzen, und zwar allein,
und schien überhaupt kräftiger zu werden. Nun glaubten
wir schon die wahre Panacee gefunden zu haben, und wollten dieselbe noch länger fortsetzen; aber der Magen vertrug
das Mittel nicht mehr. Desswegen wandten wir dasselbe
durch Clysmata an, allein diess wollte auch nicht gut gehen,
und schon nach Wochen musste damit ausgesetzt werden,
indem sie sogleich wieder abgingen. Unter diesen Umständen waren wir genöthigt, das Mittel eine Zeitlang gänzlich
auszusetzen, und hofften es später wieder in Gebrauch ziehen
zu können. In der Zwischenzeit wurde speciell auf das
Nervensystem, namentlich der Wirbelsäule eingewirkt; hiezu
erschien uns im vorliegenden Fall kein Mittel passender als
Nux vomica. Zu Ende Oktober 1829 wurde dieselbe in folgender Form gereicht:

Ŗ Extr. nuc. vomic. gr. ii
    solve in Aq. cinam. ℥iβ
    adde Syr. valer. ℥vi
M. D. S. täglich 3mal 1 Theelöffel voll zu geben.

Ohne bemerkenswerthe Erscheinungen wahrzunehmen, wurde diese Arznei progressive bis zu 4 gr. **Extr.** 14 Tage lang gebraucht, und nun die erfreuliche Beobachtung gemacht, dass die Darm- und Urinentleerungen n i c h t m e h r b e w u s s t l o s abgingen. Mehr aber als dieses vermochte das Mittel bei erneuerter vierzehntägiger Anwendung nicht zu leisten. Es wurde desshalb mit Strychnin vertauscht, welches täglich einmal zu $1/_{12}$ Gr. anfänglich, später zu $1/_6$ und nach drei Wochen zu $3/_4$ Gr. gereicht wurde. Ungeachtet bei dieser Gabe öftere ziemlich starke, elektrischen Schlägen ähnliche Erschütterungen der oberen Extremitäten, vorzüglich wenn die Kranke beim Essen den Löffel nach dem Munde führen wollte, sich einstellten, so war doch auf die Lähmung selbst kein günstigerer Erfolg ersichtlich, wesshalb denn auch dieses heftig wirkende Mittel ausgesetzt wurde. Da die Kleine dazumal sich noch nicht verständlich machen konnte, so konnte ausser Schmerz in den Beinen, worüber sie klagte, und der oben erwähnten Erscheinung nichts ermittelt werden, was auf Rechnung der Nux vomica hätte gesetzt werden können. Ein neuer Versuch, das Ol. jecor. wieder anzuwenden, wollte nicht gelingen, und da überhaupt ein entschiedener Widerwille gegen den Gebrauch von innern Medicamenten vorhanden war, so blieb die Kranke von Ende Dezember 1829 bis zum Frühling 1830 ohne alle Arzneien. Die im Mai desselben Jahres bei uns herrschende Maserepidemie hatte nebst zwei Geschwistern auch unsere Patientin ergriffen; die Krankheit verlief übrigens bei allen dreien ganz gutartig. Gänzlich davon hergestellt, liessen wir die Kinder nun sechs Wochen lang A m e i s e n b ä d e r nehmen und die gelähmten Theile mit warmer Bierhefe waschen, allein ohne allen Erfolg. Das Kind, das inzwischen sprechen gelernt hatte, entwickelte sich geistig und körperlich gehörig, ja es schien der Oberkörper auf Rechnung der untern Extremitäten sichtlich kräftiger zu werden; dieselben blieben

nämlich in ihrem Wachsthum und Ernährung gänzlich zurück, und allmählig zeigte sich beginnende Einwärtskrüm-
mung der Füsse. Unter solchen Umständen glaubten wir
unser Heil wieder im Leberthran zu finden, und so wurde
im September 1830 neuerdings zu dessen Anwendung ge-
schritten; da er gut vertragen wurde, ward er bis im Februar 1831 fortgebraucht. Die gute Wirkung aber, die das
Mittel bei seiner ersten Anwendung äusserte, blieb diessmal
ganz aus, auch nicht der geringste wohlthätige Einfluss war
bemerkbar, wesshalb sein fernerer Gebrauch unterlassen
wurde. Einige Jahre nun sich selbst überlassen, blieb sich
das Uebel völlig gleich, indess das Kind an Wachsthum und
Muskelkraft der übrigen Körpertheile bedeutend zunahm. In
Erfahrung gebracht, dass Bäder von heissem Sand gegen
solche Uebel mit Nutzen gebraucht worden seien, benützte
ich den dafür so sehr geeigneten Sommer 1834 während
sieben Wochen; die Mühe war aber vergeblich, es zeigte
sich keine Spur von Besserung. Muthlos gemacht durch so
öfter fehlgeschlagene Heilversuche, verzichtete ich abermals
auf fernere. Da indess jeder Hoffnungsschimmer, am Ende
doch noch das gewünschte Ziel zu erreichen, begierig benützt wird, so bestimmten mich die äusserst günstigen Resultate, welche nach Riecke in seiner neuen Arzneimittel-
lehre die Herren Pacquier, Magendie, Recamier u. A. von
der Anwendung des Extr. nuc. vomic. spirit. in Lähmungen
besonders der untern Extremitäten erhalten hatten, dasselbe
neuerdings zu verordnen. Patientin erhielt demnach im Juni
1838 das nach Magendie bereitete Extract in folgender Form:

> ℞. Extr. nuc. vomic. spir. Gr. iv solve in
> Tinct. colocynth. ℥i
> „ pimpinell ℥iii
> M. D. S. täglich dreimal 20 Tropfen in Arnica-Thee zu nehmen.

Gleichzeitig wurden die gelähmten Theile mit einer
Mischung aus

Tinct. nuc. vomic. Ʒi
„ cantharid.
Liquor ammonii caust. āā Ʒii.
Morgens und Abends eingerieben.

Beim Gebrauche dieses Mittels, mit dem ich allmählig
in der sechsten Woche bis auf Gr. x Extr. in obiger Mischung
gestiegen war, bemerkte man durchaus keine Veränderung
des Zustandes, ausser dass täglich, namentlich in der ersten
Zeit, einige weiche Stühle erfolgten. Weder das Gefühl
von Ameisenkriechen, noch die tetanischen Erschütterungen,
die sonst gewöhnlich die Wirkung des Mittels ankündigen
sollen, stellten sich ein; die Lähmung blieb dieselbe; die
Beine waren und blieben atrophisch und theilweise nach
innen gekrümmt.

Da nach den bisherigen Erfahrungen die Nux vomica
in kürzerer Zeit als in diesem Falle dazu verwandt wurde,
ihre Wirkung zu äussern pflegt, und ich in die Wirksamkeit
des Extracts keinen Zweifel zu setzen berechtigt war, weil
mir dasselbe zu gleicher Zeit bei einer durch Erkältung
entstandenen Paralyse der untern Extremitäten einer fünfzig-
jährigen Frau die besten Dienste leistete, so musste ich
mich von der abermaligen Erfolglosigkeit dieses Heilversuchs
überzeugen, und gab somit denselben auf, mit niederge-
schlagenem Gemüthe mich des Ausspruchs Schönleins, der,
nachdem ich ihm 1833 die Krankheitsgeschichte mitgetheilt
hatte, mir die trostlose Antwort gab: „Ich bedaure Sie um
so mehr, da es Ihr eigenes Kind ist" erinnernd. Seit dieser
Zeit ist auch nichts mehr unternommen worden, und es
hätte diese Passivität ohne Zweifel noch länger gedauert,
wenn nicht meine zufällige Bekanntschaft mit der Heine-
schen Heilanstalt in Cannstatt mich zu neuen Hoffnungen
berechtigt hätte."

Zustand der Patientin beim Eintritt in die Anstalt:
Aussehen blass, lymphatisch, bei weisser Haut stark

rothe Haare, Temperament still und ruhig, Geistes- und Sinnesfunctionen ungetrübt; Oberkörper, namentlich die Arme, gehörig entwickelt; die Wirbelsäule in ihren untern Dorsal- und obern Lumbarwirbeln stark nach links abgewichen; die Unterextremitäten sehr abgemagert, schlaff und kalt, besonders von den Knieen an abwärts und die Oberschenkel gegen das Becken angezogen. Die stattfindende Relaxation beider Extremitäten spricht sich besonders dadurch aus, dass der rechte Fuss ungewöhnlich weit nach aussen und oben gegen den Unterschenkel gebracht werden kann, und das linke Kniegelenk in einem starken Bogen nach hinten weicht, während der Fuss dieser Seite die Gestalt eines Klumpfusses angenommen hat. Im Sitzen vermag Patientin, wie in den übrigen Fällen, die Beine in den Hüft- und Kniegelenken, linkerseits jedoch weniger, noch etwas zu beugen und zu strecken. Das Gefühlsvermögen ist auch hier ungetrübt, dabei aber Stehen und Gehen auf keine Weise möglich. Die Functionen der Blase und des Mastdarms sind normal.

Resultat der Behandlung. Die obenerwähnten Deformationen der untern Extremitäten wurden gehoben und die Beine zur Norm zurückgeführt, auch die Rückgratsverkrümmung wesentlich gebessert. Patientin war in Stand gesetzt, mittelst der üblichen Stützvorrichtung ziemlich leicht zu gehen. Ihr Allgemeinbefinden wie ihr Ernährungszustand hatten sichtliche Fortschritte gemacht.

B. Hemiplegie.

Aus den bisher angeführten Krankheitsgeschichten war zu ersehen, wie immer beide untern Extremitäten zugleich von bleibender Paralyse ergriffen wurden; die folgenden Beobachtungen aber werden zeigen, wie unter ähnlichen Krankheitserscheinungen zuweilen nur eine dieser

Gliedmassen dauernd paralytisch ergriffen und in Folge dessen auf verschiedene Weise deformirt werden kann.

1. Fall.

J. v. L., sieben Jahre alt, Knabe gesunder Eltern höheren Standes, normal gebaut zur Welt gekommen und gesund bis zu sechs Monaten, erkrankte eines Tages (Freitag) an Erbrechen, Hitze und Fieber. Es trat sogleich ärztliche Hülfe ein, den zweiten Tag ging es etwas besser, am dritten gegen Abend wieder etwas vermehrte Hitze und Fieber, viel Schreien aber keine Convulsionen. Montag: Nachlass der Krankheitserscheinungen, allein die Amme bemerkte beim Aufheben des Kindes, dass das rechte Bein ganz bewegungslos und lahm dalag, während das linke volle Beweglichkeit besass. Die verschiedensten ärztlichen Curen, Electricität, Thermen etc. blieben ohne allen Erfolg; das Bein magerte immer mehr ab, es bildeten sich Varus und Contractur im Knie- und Hüftgelenke, wie aus Tab. VIII. Fig. 11 ersichtlich ist.

Der Erfolg der in meiner Anstalt durchgeführten Behandlung war beim Austritt des auch in Beziehung auf seine allgemeine Constitution sehr gekräftigten Knaben der Art, dass die ganze Extremität ihre gerade Form erreichte, und er nun mit einer Tab. VIII. Fig. 11 b angegebenen, ganz einfachen, nur bis zum Knie reichenden Vorrichtung mit spontaner Bewegungsfähigkeit im Knie gehen kann, während er früher nur mit einer bis zum Becken reichenden und wegen paralytischer Schwäche des ganzen Beins im Knie steif gehaltenen Maschine äusserst beschwerlich zu gehen im Stande war.

2. Fall.

L. F., Knabe kräftiger Eltern aus dem Bauernstande, kam gut gebaut zur Welt und blieb gesund bis zu dreiviertel

Jahren, konnte an Händen geführt bereits ein wenig gehen, als er um diese Zeit plötzlich von Hitze und Fieber befallen wurde und bei jedem Anfassen des Körpers heftig schrie. Dieser Zustand dauerte mehrere Tage, während welcher die Anordnungen des herbeigerufenen Arztes pünktlich befolgt wurden; allein nichts destoweniger endigte die Krankheit mit Lähmung der Arme und Beine. Auf die Anwendung verschiedener innerer und äusserer Heilmittel kehrte später die freiwillige Bewegung der Arme und der rechten untern Extremität wieder zurück; er lernte in der Folge wieder sitzen und auf dem Boden rutschen. Auch brachen die Zähne ohne alle Störung hervor. Nach Verfluss einiger Jahre fing das gelähmt gebliebene linke Bein sich auf die gleich zu beschreibende Weise zu deformiren an. Mit Ausnahme einer im neunten Jahre eingetretenen Ophthalmia scrophulosa war er sonst ziemlich wohl. Die Functionen der Blase und des Mastdarms blieben ungestört.

Zustand des Patienten beim Eintritt in die Anstalt (s. Tab. VIII. Fig. 12 a):

Alter zehn Jahre, Aussehen sehr blass und mager, jedoch keine Klagen über ein bestimmtes Unwohlsein; Kopf, Brust, Arme und die rechte untere Extremität regelmässig gebaut, die linke dagegen vom Becken an bis zur Spitze des Fusses sehr abgemagert und namentlich am untern Theile sehr kalt. Der Fuss selbst hat die Form eines *pes equinus*; das Gefühl ist an der ganzen Extremität ungetrübt. Was die Bewegungsfähigkeit betrifft, so kann der Knabe den Oberschenkel noch etwas beugen und strecken, weniger den Unterschenkel, dagegen den Fuss gar nicht. Beim Gehen muss er sich einer Krücke bedienen.

Zustand des Patienten beim Austritt aus der Anstalt nach sechsmonatlicher Behandlung (s. Tab. VIII Fig. 12 b):

Ausser der vollkommenen Heilung der angegebenen Verkrümmungen wurde die Extremität voluminöser, wärmer

und beweglicher, so dass der Knabe nun mit einer einfachen, nur für das paralytische Bein berechneten Maschine
ohne Krücken und Stock sehr gut und weit zu gehen im
Stande war. Zugleich erlangte das Allgemeinbefinden und
die Scrophulosis eine wesentliche Besserung.

3. Fall.

J. F., Knabe kräftiger Eltern, die ausser demselben
noch mehrere gesunde Kinder besitzen, wurde gerade geboren, entwickelte sich bis zum fünfzehnten Monat ohne alle
Störung zu einem von Gesundheit strotzenden, grossen und
starken Kinde, hatte die ersten Zähne leicht bekommen
und konnte bereits allein laufen, als plötzlich über Nacht,
ohne dass Abends vorher eine Unpässlichkeit bei demselben
bemerkt worden wäre, nach Aussage des Arztes ein Zahn-
fieber mit Hitze, Durst, grosser Unruhe und heftigem
Schreien eintrat, das mehrere Tage anhielt und damit
endigte, dass das Kind auf keinen Fuss mehr zu stehen
vermochte. Die rechte Extremität erhielt indessen bald
wieder die gehörige Beweglichkeit, die linke aber blieb
trotz aller ärztlichen Bemühungen gelähmt. Im Zustande
grosser Trostlosigkeit wandten sich die Eltern auch an einen
Quacksalber, der in der Meinung, es mit einem Bruch oder
einer Luxation des Beines zu thun zu haben, das lahme
Glied während zwölf Wochen in den Verband legte und
dadurch noch mehr schwächte. Nach jener Catastrophe
brachen die übrigen Zähne ohne weitere Störung hervor.
Die Extremität magerte in der Folge immer mehr ab, wurde
kälter und der Knabe später genöthigt, mittelst einer Krücke
zu gehen.

Zustand des Patienten beim Eintritt in die Anstalt (vgl.
Tab. IX. Fig. 13 a):

Alter vierzehn Jahre, Aussehen blühend, Oberkörper
ausserordentlich kräftig, die linke Extremität dagegen sehr

abgemagert, blauroth, kalt, etwas ödematös, vier Zoll kürzer als die rechte; dieselbe zeigt sich in der Art deformirt,
dass, wie im vorigen Falle der Oberschenkel gegen den
Unterschenkel angezogen ist und der Fuss selbst die Gestalt
eines *Pes equinus* angenommen hat. Trotz der grössten An-
strengung ist keine spontane Bewegung des Fusses und des
Unterschenkels, wohl aber in geringem Grade der Zehen
möglich; dagegen kann der Oberschenkel noch mit einiger
Kraft gebeugt, gestreckt, adducirt und abducirt werden;
das Gefühlsvermögen des paralysirten Gliedes, die Geistes-
und Sinnesfunctionen sowie die übrigen körperlichen Verrichtungen sind ungetrübt.

Zustand des Patienten beim Austritt aus der Anstalt
nach neunmonatlicher Behandlung (s. Tab. IX. Fig. 13 b):

Das Resultat der Cur entspricht ganz dem der vorhergegangenen Beobachtung, wobei noch zu bemerken ist, dass
der Knabe inzwischen noch robuster und kräftiger geworden, mit einer einfachen Stützmaschine versehen, das Tuch-
macherhandwerk treibt, wobei die afficirte Extremität beim
Treten am Webstuhle ihre Dienste ebenfalls zu verrichten
im Stande ist.

4. Fall.

W. K., Knabe armer Eltern, an der Mutterbrust genährt und bis zu $2^1/_2$ Jahren immer gesund und kräftig,
zahnte leicht und konnte mit einem Jahre bereits allein
laufen, als um die zuerst genannte Zeit die Mutter eines
Abends ihr Kind, das sie Mittags noch ganz gesund ihren
Hausleuten zur Besorgung übergeben hatte, um Aehren
sammeln zu können, bei ihrer Zurückkunft wegen langen
Ausbleibens fürchterlich schreiend und mit ganz rothem,
heissem Kopfe antraf. Zu diesem aufgeregten Zustande
gesellten sich während der folgenden Nacht Fieber und

Convulsionen, die des andern Morgens zwar wieder aufhör-
ten, aber Lähmung beider Extremitäten zurückliessen.
Einige Wochen später kehrte die Bewegungsfähigkeit
des linken, nicht aber die des rechten Beines, das nun
magerer und kälter wurde, zurück; die angewandten
ärztlichen Mittel blieben ohne Wirkung; Verkrümmungen
des Gliedes waren hier nicht zugegen. Der Erfolg einer
dreimonatlichen Behandlung des beim Eintritt in die Anstalt
vier Jahre alten Knaben war die Herstellung der Möglichkeit, mittelst Maschine zu gehen. '
Ungefähr vier Monate nach dem Austritt aus der Anstalt
starb der kleine Patient an Croup. Die vom Arzte des
Ortes vorgenommene Section, welche sich leider nicht auf
die Rückenmarks-, sondern nur auf Kopf-, Brust- und
Bauchhöhle ausdehnte, zeigte in ersterer nichts Abnormes,
dagegen in der zweiten eine vergrösserte *Glandula thymus*
und in der dritten eine unverhältnissmässig grosse Leber.

5. Fall.

M. F., fünfzehn Jahre alt, war ein gesundes, kräftiges
Mädchen bis ins dritte Lebensjahr. Um diese Zeit erkrankte
es plötzlich unter Symptomen von Fieber und Convulsionen.
Nach zwei Tagen liess die Krankheit zwar nach, aber es
blieb Lähmung der rechten untern Extremität zurück. Ver-
schiedenes wurde auf ärztliches Anrathen versucht, allein
ohne Erfolg; das Bein magerte immer mehr ab, und das
sonst gesund gebliebene Mädchen war nur mittelst einer
Krücke zu gehen im Stande. Keine Scropheln und Rhachitis
vorhanden.

. Die paralytische Extremität wurde durch eine zwölf-
monatliche Behandlung kräftiger und voluminöser, die vorhandene Verkrümmung des Knies und des Fusses wie in
den zwei ersten Fällen geheilt, und ein ganz guter Gang
ohne Krücken möglich gemacht.

6. Fall.

D. H. blieb ein gesundes und kräftiges Mädchen bis zum achten Monat. Um diese Zeit erfolgte der erste Zahndurchbruch unter den Erscheinungen von *Dentitio difficilis.* Nach einigen Tagen liess die Krankheit zwar nach, allein die rechte untere Extremität war unvollkommen gelähmt und deformirte sich später auf eine Weise, wie aus der Abbildung Tab. IX. Fig. 14a zu ersehen ist. Eine sechsmonatliche Behandlung in der Anstalt hatte den Erfolg, dass nach Heilung der Verkrümmung das nunmehr erstarkte, sechs Jahre alte Mädchen mittelst Maschine recht gut und weit zu gehen im Stande ist (vgl. Tab. IX. Fig. 14b).

7. Fall.

R. S., achtzehn Jahre alt, Sohn gesunder Eltern, gerade geboren und gesund bis zu zehn Monaten. Um diese Zeit plötzlich über Nacht Hitze und Fieber, sowie Erscheinungen erschwerten Zahnens. Den andern Morgen beim Aufheben des Kindes bemerkte die Mutter die Lähmung des linken Beins. Verschiedene spirituöse Einreibungen blieben ohne Erfolg; das Bein wurde dünner, und als der Knabe gehen und stehen sollte, krümmte sich das Knie nach hinten, ein Zustand, der bei der Mittellosigkeit der Eltern ganz vernachlässigt wurde, und nach und nach sich zu dem schrecklichen Grade gestaltete, wie auf Tab. IX. Fig. 15 abgebildet ist. Stärkende Bäder und die bei der vorhergehenden Figur angegebene Stützmaschine hielten das Knie in gerader Richtung und ermöglichten dadurch das Gehen.

8. und 9. Fall.

Ein Knabe von neun und ein Mädchen von einundzwanzig Jahren; beide litten an derselben Hemiplegie in Folge von während des ersten und zweiten Jahres stattgehabtem erschwertem Zahnen unter dem Hinzutritt von Convulsionen. Bei beiden war es die rechte Extremität, welche von der Paralyse ergriffen wurde. Der Erfolg der Cur bestand ebenfalls in Beseitigung der Deformitäten und in der Herstellung der Möglichkeit, ohne Krücken recht gut zu gehen, welches letztere früher nicht der Fall war. Der erstgenannte Patient litt an deutlich ausgesprochener Scrophulosis, namentlich der Augen.

C. Partielle Paralyse der untern Extremitäten.

Nachstehende Erfahrungen enthalten Fälle, die mehr oder weniger unter denselben Krankheitssymptomen, wie die der zuletzt genannten Beobachtungen, eine paralytische Affection gewisser Muskeln eines oder beider Unterschenkel und Füsse zurückliessen, und auch später erst, je nachdem diese oder jene Muskelgruppen gelähmt waren, bald *Varus*, bald *Valgus*, bald *Pes equinus* oder überhaupt eine aus den Abbildungen der Tafeln XI und XII zu entnehmende Deformität zur Folge hatten.

1. Fall.

K. B. blieb gesund und gerade bis zum zehnten Monat. Um diese Zeit erkrankte das kräftige Mädchen mit den Symptomen von erschwertem Zahnen ohne Convulsionen. Nach zwei Tagen trat wieder Besserung des Allgemeinbefindens ein; allein es blieb lähmungsartige Schwäche des linken Fusses zurück, der sich nach einigen Jahren allmälig zu einem Klumpfuss deformirte, wie aus der unten angegebenen Abbildung zu ersehen ist. Das Allgemeinbefinden des Mädchens war nachher immer gut und keine Scrophulosis oder Rhachitis zugegen.

Zustand der Patientin beim Eintritt in die Anstalt (s. Tab. XI. Fig. 20 a):

Alter 10 Jahre. Die ganze linke Extremität von der entsprechenden Beckenhälfte an dünner und besonders vom Knie an abwärts kälter als die rechte; die linke Gesässfalte und das linke Becken an dem nun $1\frac{1}{2}$ Zoll im Wachsthum zurückgebliebenen Gliede tiefer stehend als auf der andern Seite; das Rückgrat in seinem Lumbartheil temporär nach links abgewichen. Während Beugung und Streckung im Knie- und Hüftgelenk ungestört waren, konnten die Einzelnbewegungen des Fusses nur *in minimo* ausgeführt werden.

Das Resultat der siebenmonatlichen Kur war Heilung des *Varus*, wie Tab. XI. Fig. 20 b zeigt, sowie grössere Erkräftigung der ganzen Extremität, die mittelst eines erhöhten Schuhes der andern an Länge gleich gemacht wurde zur Verhütung einer ferneren Senkung des Beckens und weiterschreitender Abweichung des Rückgrates.

2. Fall.

J. M., Knabe von sieben Jahren, besass ein vollsaftiges, blühendes Aussehen, bis er zehn Monate alt war, wo er viel durch das Zahnen zu leiden hatte. Nach Verfluss von sechs Tagen liessen die dabei aufgetretenen Erscheinungen von Hitze, Durst, Schreien etc. nach; das Kind wurde ruhiger, hingegen bei näherer Untersuchung die rechte Extremität vom Knie an abwärts vollkommen gelähmt gefunden. — Im dritten Jahre fieng der Malleolus internus an auffallend einwärts zu weichen und der Fuss nach und nach in sehr bedeutende valgusartige Deformität überzugehen (vrgl. Tab. XI. Fig. 21 a).

Eine viermonatliche Behandlung in der Anstalt verschaffte dem Fuss seine gerade Stellung (s. Tab. X. Fig. 21 b.) und dem Knaben die Möglichkeit, mit dem kräftiger gewordenen Gliede und der Maschine recht gut zu gehen.

3. Fall.

A. W., fünf Jahre alt, gerade und gesund geboren,
wuchs bis ins zweite Lebensjahr zu einem blühenden und
kräftigen Knaben heran, hatte schon einige Zähne und konnte
bereits an einer Hand gehalten gehen, als sich ohne sonstige
Vorboten grosse Hitze, Unruhe, Speichelausfluss etc. zeigten,
wogegen die Eltern, den Zustand für Zahnen haltend, keine
ärztliche Hülfe in Anspruch nahmen. Doch plötzlich gesellten sich Convulsionen hinzu, die mit Unterbrechung bis zum
nächst folgenden Tage dauerten und mit paralytischer
Schwäche und Schlaffheit des rechten Fusses endigten. Der
Knabe erholte sich nach und nach wieder, allein der Fuss
blieb auf die angegebene Weise paralysirt.

Nach Verfluss von zwei Jahren bemerkten die Eltern
bei häufigerem Gehen des Knaben, dass er nicht mehr ganz
auf der Ferse auftreten, und nach Verfluss eines weiteren
Jahres nur noch mit der Spitze des Fusses den Boden berühren konnte. Beim Eintritt des Patienten in die Anstalt
war der *Pes equinus* ganz ausgebildet, die Muskulatur der
entsprechenden Beckenhälfte und des Oberschenkels etwas
und die des Unterschenkels stark abgemagert.

Vollständige Heilung der Deformität, vermehrte Bewe-
gungsfähigkeit, Wärme und Umfang des Fusses war das
Resultat einer sechsmonatlichen Behandlung (s. Tab. XI.
Fig. 22 a und b.).

4. Fall.

L. S., fünf Jahre alt, Sohn kräftiger Eltern, gesund bis
zu zehn Monaten. Um diese Zeit plötzlich Hitze, Fieber und
Convulsionen leichteren Grades. Nach zwei Tagen Aufhören
dieser Erscheinungen, dagegen blieb Lähmung am rechten
Beine zurück, welches allmälig immer dünner und kälter
wurde. Vom vierten Jahre an deformirte sich der Fuss nach

und nach zu einem *Pes calcaneus*, wie es Tab. XII. Fig. 23 wiedergibt.

Das Resultat einer sechsmonatlichen Behandlung war Wiederherstellung des deformirten Fusses.

5. Fall.

D. K., Mädchen von 14 Jahren, gerade geboren, blieb gesund bis zur Zeit des Zahnens im achten Monate, wo es plötzlich von Hitze und Fieber befallen wurde, indessen achtete man nicht besonders darauf und die Krankheit ging ohne ärztliche Hülfe vorüber. Als dasselbe aber anfangen sollte zu gehen, entdeckten die Eltern bedeutende Schwäche in beiden Füssen und eine Neigung, mehr auf der Spitze des Fusses aufzutreten. — Nach einem mehrere Jahre später erlittenen Sturze des Kindes von einer Mauer herab, der übrigens keine sonstigen Folgen hatte, wollen die Eltern eine auffallend schnelle Bildung des *Pes equinus* der beiden Seiten bemerkt haben (vgl. Tab. XII. Fig. 24 a).

Eine zehnmonatliche Behandlung beseitigte die Verkrümmungen vollständig und bewirkte Zunahme des Umfangs und der Kraft beider Füsse (s. Tab. XII. Fig. 24 b).

6. Fall.

V. R., Mädchen von neun Jahren, wurde 1½ Jahre alt, ehe seine kräftige Constitution im mindesten etwas zu leiden hatte. Um diese Zeit litt dasselbe während des Ausbruchs der Stockzähne öfter an Hitze, Husten und beengtem Athem, sowie an einem starken Kopfausschlag, der sich aber nach einiger Dauer allmälig wieder verlor. Durch zweckmässige ärztliche Behandlung besserte sich die allgemeine Gesundheit und man ahnte noch nichts von einer Affection des einen Beines. Als aber das Kind wieder anfangen wollte zu stehen und zu gehen, entdeckte man, dass der linke Fuss paralytisch geschwächt war und desswegen nur nachgeschleppt werden konnte. Nach Verfluss einiger Jahre entstand allmälig eine varusartige Deformität, wie sie Tab. XII. Fig. 25 a abbildet. Auch in der Blase blieb etwas Schwäche zurück.

Das Resultat einer siebenmonatlichen Cur war, wie aus Tab. 12 Fig. 25 b ersichtlich ist, Heilung der bedeutenden Deformität mittelst der *Sectio tend. Achillis*, der der *Aponeurosis plantaris*, des *Flex. digit. comm. brevis*, sowie des *Extens. hallucis* und Beseitigung der paralytischen Schwäche der Blase.

D. Paralysis brachii.

Lähmung eines Armes ohne Theilnahme der untern Extremitäten.

Wir haben bis jetzt gesehen, dass bei manchen der obenangeführten Fälle von Para- und Hemiplegie ursprünglich auch die Arme vorübergehend paralytisch afficirt wurden, die folgenden zwei Fälle aber liefern den Beweis, dass dieselben, jedoch ohne gleichzeitige Theilnahme der untern Extremitäten, auch dauernd plötzlich von einer ähnlichen, wenn gleich intensiveren und weniger Hülfe zulassenden Lähmung befallen werden können.

1. Fall.

Ch. B., Töchterchen kräftiger Leute, gesund und gerade geboren, entwickelte sich bis ins zweite Jahr zu einem von Gesundheit strotzenden und vollsaftigen Kinde. Um die angegebene Zeit gingen die Eltern eines Tages auf das Feld und liessen dasselbe ganz gesund mit einer Wärterin zu Hause. Bei ihrer Abends erfolgten Zurückkunft trafen sie das Kind von einer Lähmung des linken Arms befallen, ohne dass, nach Aussage der genannten Wärterin, während des Nachmittags bei dem Kinde irgend ein bemerkbares Unwohlseyn oder ein sonstiger Unfall stattgefunden haben soll.

Dasselbe ass mit ebensoviel Appetit wie sonst und schlief die folgende Nacht ganz gut. Des anderen Tages wurde sogleich ärztliche Hülfe beigezogen und sofort mancherlei Heilversuche angestellt, allein ohne allen Erfolg; das Aermchen blieb lahm und wurde immer dünner und kälter. Als die Kleine fünf Jahre alt war, wurde sie mir zur Untersuchung vorgestellt, und dabei Folgendes gefunden: Constitution zart, Kopfformation regelmässig; Geistes- und Sinnesfunctionen ungetrübt, der linke zum Skelet abgemagerte und kalte Arm ganz lahm herunterhängend. Während die Finger, mit Ausnahme des Daumens, noch einen unbedeutenden Grad von spontaner Bewegungsfähigkeit besitzen, fehlt dieselbe in dem Hand- und Ellenbogengelenk durchaus, und nur die um die Schultern herumliegenden Muskeln sind noch im Besitze einiger willkürlichen Motilität. Will das Kind den Arm in Bewegung setzen, so schleudert es denselben mittelst des Oberkörpers und der Schulter hin und her. Dabei ist aber das Gefühlsvermögen des afficirten Gliedes vollständig erhalten. Von dem Radialpuls kaum eine Spur zu entdecken. Sämmtliche Knochen des Armes und der Schulter sind von viel geringerem Umfang als auf der gesunden Seite und das paralysirte Glied um 3 Zoll kürzer als das gesunde; die Gelenkbänder, besonders die der Schulter, sehr relaxirt, ohne dass eine eigentliche Luxation des Oberarmkopfes stattfände. Muskelretractionen hier nicht zugegen. S. Tab. XIII. Fig. 27. Insofern bei diesem Falle die Paralyse einen weit höheren Grad erreicht hatte, als in den oben angeführten Para- und Hemiplegien, was schon daraus hervorgeht, dass es hier der Kranken durchaus unmöglich war, den afficirten Arm im Ellenbogengelenk auch nur etwas zu beugen, während in den oben beschriebenen Beobachtungen die Patienten die gelähmten untern Extremitäten im Kniegelenk noch mehr oder weniger zu beugen und zu strecken vermochten, so war hier keine wesentliche Besserung zu erzielen.

2. Fall.

W. M., fünfjähriger Sohn gesunder Eltern, gesund und gerade geboren. Zur Zeit der ersten Zahnbildung erkrankte der sehr kräftige und vollsäftige Knabe plötzlich an Hitze, Fieber und Gichtern während drei Tagen. Nach dem Verschwinden dieser Erscheinungen entdeckte man, dass der rechte Arm gelähmt war. Verschiedene Einreibungen bewirkten keine Besserung, die Paralyse blieb dauernd und der Arm wurde allmälig dünner. Beim Eintritt in meine Anstalt hatte der Knabe ein blühendes und fettreiches Aussehen, aber der kranke Arm war magerer und im Ganzen etwas kleiner und kürzer als der gesunde, was sich besonders an Hand und Fingern deutlich zeigte; die Eigenwärme desselben etwas vermindert. Die *Deltoidei* waren besonders geschwächt, wesshalb der Arm von dem Patienten nicht in die Höhe gehoben werden konnte; jedoch vermochte er ihn im Ellenbogengelenk etwas zu beugen und zu strecken. Ebenso konnte er auch mit der Hand grössere Körper anfassen und ein wenig festhalten. Wollte der Knabe aber den ganzen Arm bewegen, so schleuderte er ihn gleichsam wie einen Perpendikel hin und her. Contracturen waren keine vorhanden, und hing der Arm immer gerade an der Seite herunter. Die verschiedenen Kurversuche, worunter Faradisation, Dampf- und Warmwasser-Douchen, passive Gymnastik etc., erzielten ebenfalls keine Heilung, aber doch wegen geringerer Intensität der Lähmung als im vorhergehenden Falle, einige Zunahme an Kraft und Bewegungsfähigkeit.

Lordosis paralytica.

N. B., eilf Jahre alt, Töchterchen gesunder Eltern, gerade und gut geformt geboren, war kräftig bis zum vierzehnten Monat, wo das Kind unter den Erscheinungen von plötzlich eingetretener Hitze, Fieber und Convulsionen bedeutenden Grades schwer erkrankte und nach Aufhören dieser Erscheinungen am ganzen Körper gelähmt war. Nach und nach kehrte zwar die Kraft zu sitzen, zu stehen und mittelst Unterstützung zu gehen nothdürftig wieder, allein die Beine blieben im Ganzen paralytisch geschwächt und magerten ab. Am auffallendsten war aber die vom dritten Lebensjahre an in Folge des primären Insultes zurückgebliebene sehr intensive Paralyse der Rückgratsmuskeln und Bänder, besonders der Lendengegend, zufolge der die Wirbelsäule beim Eintritt in meine Anstalt eine im höchsten Grade ausgebildete paralytische Lordose zeigte, wie diess Tab. XIII. Fig. 28 abbildet.

Eine weitere grössere Reihe von mir behandelter Fälle derselben para - und hemiplegischen sowie partiellen Paralyse der untern Extremitäten füge ich der Kürze und Uebersicht wegen in tabellarisch zusammengestellter Form noch hier bei.

Paraplegia infantilis

Nro.	Geschlecht.		Zustand des Kindes von seiner Geburt bis zum ersten Anfall.	Alter zur Zeit des primären Anfalls.	Unmittelbar der Paralyse vorausgegangne Erscheinungen und Behandlung des primären Anfalls.
	Männlich.	Weiblich.			
1.	L. A.		Gesundes Aussehen, normaler, kräftiger Körperbau.	7 Monate.	Vollsäftigkeit; Symptome erschwerten Zahnens, viel Schreien, heisse Haut, Convulsionen. Die Behandlung bestand in Anwendung von Blutegeln hinter die Ohren und Calomel. Lähmung nach 2 Tagen eingetreten.
2.		A. V.	Ein sehr gesundes und starkes Kind, kräftiger als seine vier älteren Geschwister in dieser Zeit gewesen.	5 Monate.	Hitze, Congestionen nach dem Kopfe, häufiges Schreien bei viertägiger Dauer der Krankheit. Blutegel zu beiden Seiten des Kopfes gesetzt. Mit dem vierten Tage Lähmung beider Beine.
3.		A. S.	Das Kind gross, gesund und normal gebaut.	9 Monate.	Fiebererscheinungen, Hitze, Convulsionen. Ueber Nacht Lähmung. Keine Behandlung.

in 20 Fällen.

Alter und Zustand der Patienten beim Beginn meiner Behandlung (im secundären Stadium).	Erfolg der Cur.
4½ Jahre. Paraplegie. Beine mager und kalt, Stehen und Gehen unmöglich. Versuche der Fortbewegung in Rutschen auf Händen und Füssen bestehend. Rechterseits *Varus*, am linken Fusse *Valgus*. Die Flexoren, namentlich der *Biceps*, verkürzt und die Unterschenkel heraufgezogen. Grosse Schwäche im Oberkörper, beim Sitzen das Rückgrat nach rechts gebogen. — Eigenthümliches Schreien im Schlafe.	Beine und Füsse gerade. Patient vermag mit einfacher Stützmaschine recht ordentlich zu gehen.
6 Jahre. Paraplegie. Grosse Kälte und Abmagerung der Beine; die Oberschenkel durch die sehr verkürzten *Musc. recti, tensores fasc. lat.* etc. heraufgezogen. Füsse nicht deformirt.	Beine gerade; das Gehen mittelst Maschinen möglich.
20 Jahre. Paraplegie. Blasses, schwammiges Aussehen, ungemein robuster, starkknochiger Oberkörper im auffallendsten Contrast mit den untern Extremitäten; diese ganz kalt, abgemagert, bläulich, besonders die Unterschenkel grässlich deformirt, bis zu einem rechten Winkel gebeugt. Rechts *Varus*, links *Valgus*. Patient schwingt sich auf zwei Krücken, ohne den Boden mit den Füssen zu berühren, gleichsam durch die Luft, oder bewegt sich auf Händen und Knieen, welche starke Schwielen zeigen.	Wegen zu weit vorgeschrittenen Alters, zu grosser Schwierigkeit des Falles und zu kurzer Kurdauer nicht viel Erfolg.

Nro.	Geschlecht.		Zustand des Kindes von seiner Geburt bis zum ersten Anfall.	Alter zur Zeit des primären Anfalls.	Unmittelbar der Paralyse vorausgegangne Erscheinungen und Behandlung des primären Anfalls.
	Männlich.	Weiblich.			
4.	J. L.		Normal gebaut und entwickelt.	9 Monate.	Das Kind kräftig und vollsäftig bis zum Alter von 9 Monaten, wo es geimpft wurde. Von da an Hitze, Respirationsbeschwerden, Husten, überhaupt allgemeine grosse Kränklichkeit. Eintritt der Lähmung über Nacht. Allgemeinbefinden später wieder gebessert.
5.		F. J.	Ein gesundes, normal gebautes Kind.	10 Monate.	Ohne auffallendes Unwohlsein Lähmung über Nacht erfolgt.
6.		L. J.	Bis zum Alter von 1½ Jahren das Mädchen gesund und gerade; mit 9 Monaten ganz leicht gezahnt, konnte mit einem Jahr schon gehen, war immer sehr vollsäftig.	18 Monate.	Ausfluss aus dem linken Ohr; nach 14 Tagen plötzlich Gichter über den ganzen Körper, die 24 Stunden dauerten; dabei Erbrechen, Hitze, Fieber; das Kind dem Tode nahe. Bis zum folgenden Tag Aufhören aller dieser Erscheinungen, aber Lähmung am ganzen Körper eingetreten, in der Art, dass der Kopf lahm herunterhing, die Arme und besonders die ganze linke Seite gelähmt und das Sitzen unmöglich war.
7.		F. H.	Gesundes, normales Kind, fettreich und kräftig.	8 Monate.	Bei der ersten Zahnentwicklung viel Gichter mit plötzlicher hochgradiger Steigerung. Darauf Lähmung mit Nachlass aller Symptome.

Alter und Zustand der Patienten beim Beginn meiner Behandlung (im secundären Stadium).	Erfolg der Cur.
6 Jahre. Paraplegie. Beide Beine gelähmt und deformirt. Der Knabe sonst gesund, aber von zarter Constitution.	Gehen mit Maschinen ermöglicht.
4 Jahre. Paraplegie. Sehr lebhaftes, gut aussehendes Mädchen mit kräftigem fettreichem Oberkörper. Beine nicht sehr mager; beide Kniee wegen lähmungsartiger Schwäche der Flexoren des Unterschenkels beim Stehen stark nach hinten gebogen. Im Uebrigen die Beine sehr beweglich, doch vermag Patientin nicht allein zu stehen und gehen.	Wesentliche Erkräftigung der Beine; Gehen schon mit leichter Vorrichtung möglich.
6 Jahre. Paraplegie. Aussehen gut, viel Stuhlverstopfung. Beine sehr abgemagert und kalt. Beide Ober- und Unterschenkel retrahirt, *Pedes equini.*	Fähigkeit zu stehen und gehen mit Maschinen erzielt. Die Deformitäten wie in allen diesen Fällen gehoben.
16 Jahre. Paraplegie. Aussehen schwammig, Körper ungeheuer fettreich, im Ganzen sehr entwickelt; entzündete Augen, aufgeworfne Lippen, Ausschlag an Mund und Nase, oft *Erysipelas faciei,* überhaupt scrophulöse Beschaffenheit. Menstruation seit dem dreizehnten Jahre. Beine mehr fett als mager; rechts *Varus,* links *Valgus.* Wirbelsäule weicht nach rechts ab. Das Gehen geschieht mit Krücken.	Das Gehen mit Hülfe einer Vorrichtung und eines Stocks möglich gemacht.

Nro.	Geschlecht.		Zustand des Kindes von seiner Geburt bis zum ersten Anfall.	Alter zur Zeit des primären Anfalls.	Unmittelbar der Paralyse vorausgegangne Erscheinungen und Behandlung des primären Anfalls.
	Männlich.	Weiblich.			
8.		A. K.	Gut gebaut und entwickelt, bis zu 6 Monaten etwas kränklich; öfters von Hitze und Gichter befallen. Von da an aber vollkommen gesund.	20 Monate.	Rothe Flecken; nach 2 Tagen plötzlich der Ausschlag verschwunden, den darauf folgenden Tag die Beine lahm gefunden.
9.		M. H.	Vollkommen gesund und normal gebautes Kind; blühend und kräftig bis zu 2 Jahren.	22 Monate.	Plötzliche Erkrankung, Hitze, Schreien, Gichter über Nacht; den andern Morgen Unfähigkeit zu stehen.
10.	L. B.		Normaler Körperbau, gute Gesundheit.	9 Monate.	Das frische kräftige Kind von Hitze, Zahnen, stillen Gichtern, überhaupt allgemeinem Kranksein befallen; nach 8 Tagen wieder wohl, aber gelähmt.
11.	G. R.		Normal aber zart gebaut.	10 Monate.	Der nicht sehr kräftige Knabe nach plötzlichen Gichtern, vielem Schreien etc. gelähmt.
12.	F. W.		Gesundes und gerades Kind.	14 Monate.	Zahnen, plötzliche Convulsionen, Lähmung. Keine Behandlung.

Alter und Zustand der Patienten beim Beginn meiner Behandlung (im secundären Stadium).	Erfolg der Cur.
6½ Jahre. Paraplegie. Aussehen gut, beide Beine gelähmt und abgemagert, die Füsse klumpfussartig deformirt. Gehen mittelst Krücken.	Patientin zum Gehen mit Maschine ohne Krücken gebracht.
25 Jahre. Paraplegie. Allgemeinbefinden gut, blühendes Aussehen, Oberkörper robust. Abmagerung der Beine, besonders des linken bedeutend; Kniee stark nach hinten gebogen. Links *Varus*, rechts *Valgus*.	Patientin zum Gehen mit Vorrichtung ohne Hülfe des Stocks befähigt.
1½ Jahre. Paraplegie. Das rechte Bein stärker gelähmt als das linke, ersteres auch magerer und kälter. Rechts *Varus*, links *Valgus*. Im Uebrigen gesundes Aussehen.	Das Kind geht mit Maschinen recht gut.
2½ Jahre. Paraplegie. Gesund aber zartgliedrig, nervös, zittrig, furchtsam, scrophulös. Abmagerung der Extremitäten, Contracturen in beiden Knieen, beiderseits *Pes valgus*.	Gehen mit Maschinen ohne Schwierigkeit möglich.
9 Jahre. Paraplegie. Gesund und wohlaussehend; Oberkörper sehr stark und gut ernährt; Beine, besonders Unterschenkel, kalt und mager; beide Oberschenkel an das Becken angezogen, Füsse valgusartig deformirt. Rutschen auf Händen und Knieen, die mit Schwielen und verdickter Haut bedeckt sind.	Patient ist im Stande recht ordentlich mit einer Stützmaschine zu gehen.

Nro.	Geschlecht.		Zustand des Kindes von seiner Geburt bis zum ersten Anfall.	Alter zur Zeit des primären Anfalls.	Unmittelbar der Paralyse vorausgegangne Erscheinungen und Behandlung des primären Anfalls.
	Männlich.	Weiblich.			
13.	L. W.		Ein gut gebautes, gesund aussehendes Kind.	10 Monate.	Bis zum Anfall frisch und gut ernährt, plötzlich nach überstandnen Hitze- und Gichtererscheinungen gelähmt. Behandlung nicht bekannt.
14.		L. E.	Vollkommen entwickelt und gesund.	12 Monate.	Nach fortwährendem Wohlbefinden bis zum ersten Jahr, über Nacht Eintritt von grosser Unruhe, Fieber, Unfähigkeit das Wasser zu lassen, Gichter; den folgenden Morgen die Hitze vorüber, der Anfall vom Arzt als Folge des Zahnens erklärt. Beim Aufheben des Kindes aber die Beine ganz lahm und schlaff gefunden. Behandlung: Merkurialsalbe, Spiritus eingerieben in den Rücken, ebenso Phosphoreisen.
15.		H. H.	Kräftig und normal gebaut.	14 Monate.	Akutes Auftreten von Hitze, Fiebersymptomen, Gichter, plötzliche Lähmung beider Beine über Nacht; nachher wieder gutes Allgemeinbefinden.
16.	J. S.		Ein kräftiges, grosses, entwickeltes Kind.	Ungefähr 12 Monate.	Das Kind, das schon stehen und gehen gelernt, von grosser Hitze und Gichter befallen während dreier Tage, mit darauf folgender Paralyse.

Alter und Zustand der Patienten beim Beginn meiner Behandlung (im secundären Stadium).	Erfolg der Cur.
6 Jahre. Paraplegie. Aussehen gut, frische Hautfarbe; Oberschenkel gut ernährt, die Unterschenkel dagegen abgemagert. Das rechte Bein im Knie heraufgezogen, am Fuss pferdefussartige Deformation. Links *Varus*. Patient bewegt sich auf Händen und Knieen fort.	Resultat wie im vorhergehenden Falle.
4½ Jahre. Paraplegie. Gesundes Aeussere, fettreicher Habitus. Die untern Extremitäten mager, die linke weniger und nicht so kalt als die rechte; am linken Fusse *Valgus*. Der rechte Oberschenkel gegen die Hüfte heraufgezogen, *M. rectus* und *tens. fasc. lat.* gespannt.	Mit Maschine und Stock das Gehen möglich gemacht.
10 Jahre. Paraplegie. Gesundes und kräftiges Mädchen mit mageren, schlaffen Beinen und pferdefussartig deformirten Füssen, bedient sich zum Gehen der Krücken.	Patientin geht mit einer Unterstützungsmaschine recht ordentlich und leicht.
Paraplegie. Ein blühender Knabe im Alter von 13 Jahren, mit robustem Oberkörper; im vierten Jahre Krampfhusten überstanden. Beide Beine paralytisch, vorzüglich das linke; rechts *Pes equinus*, links *Varus*. Patient geht mit Krücken oder auf Händen und Füssen.	Durch eine Vorrichtung das Gehen ohne Krücken ermöglicht.

Nro.	Geschlecht.		Zustand des Kindes von seiner Geburt bis zum ersten Anfall.	Alter zur Zeit des primären Anfalls.	Unmittelbar der Paralyse vorausgegangne Erscheinungen und Behandlung des primären Anfalls.
	Männlich.	Weiblich.			
17.		P. A.	Normal gebaut.	21 Monate.	Gute Gesundheit bis zum Anfall. Hitze, Fieber, Zahnen während einigen Tagen, plötzlich Lähmung. Behandlung sogleich eingeleitet, Vesicator, Cauterisationen in der Lumbargegend, Einreibungen aller Art, gelatinöse Bäder, Bäder von Salz, Wein, aromatischen Kräutern, Bäder von Barèges, Seebäder etc. Alles ohne Erfolg.
18.	A. D.		Kräftiges und normal entwickeltes, vollsäftiges Kind mit etwas grossem Kopfe.	21 Monate.	Kranksein während 3 Wochen mit viel Betäubung, Augen halb offen; beim Aufheben heftiges Schreien, der Kopf fiel immer nach rückwärts; Hitze, Fieber. Am Ende dieser Krankheit plötzlich in einer halben Stunde Lähmung beider Beine und des Oberkörpers eingetreten, Sitzen und Stehen unmöglich. Das Kind lag in dieser Zeit ganz ruhig da. Behandlung sogleich mit Calomel, Jod, Chinin.
19.		W. F.	Gut gebaut.	14 Monate.	Das Kind bei kräftiger Gesundheit plötzlich von Fiebererscheinungen und Convulsionen befallen mit nachfolgender Lähmung.

Alter und Zustand der Patienten beim Beginn meiner Behandlung (im secundären Stadium).	Erfolg der Cur.
5 Jahre. Paraplegie. Gesundes, aber zartgliedriges, nervöses und begabtes Kind. Die Beine sehr mager und im Kniegelenk gekrümmt; braucht Hände und Füsse zum Gehen.	Heilung der Contracturen, Patientin geht von einer Maschine unterstützt recht gut.
Paraplegie. Ein fettreiches, gesund aussehendes Kind von 5½ Jahren, sehr nervös, mit etwas zu grossem Kopf und stark entwickeltem Oberkörper. Rückgrat bedeutend nach links gekrümmt. Beide Beine paralytisch; der linke schwächere Fuss valgus-, der rechte varus-artig deformirt. Der Knabe konnte weder allein stehen noch gehen, rutschte auf Händen und Füssen.	Beseitigung der Verkrümmungen und recht ordentliches Gehen mit Maschine.
10 Jahre. Paraplegie. Gesundes und kräftiges Aeussere. Beine sehr abgemagert und kalt, die Oberschenkel sind an das Becken, Unterschenkel an die Oberschenkel heraufgezogen und die Achillessehnen verkürzt. Versuche der Fortbewegung in Rutschen auf Händen und Füssen bestehend.	Erfolg wie im vorigen Fall.

Nro.	Geschlecht.		Zustand des Kindes von seiner Geburt bis zum ersten An- fall.	Alter zur Zeit des primären Anfalls.	Unmittelbar der Paralyse vorausge- gangne Erscheinungen und Behandlung des primären Anfalls.
	Männ- lich.	Weib- lich.			
20.		B. T.	Gesund und nor- mal entwickeltes, grosses Kind.	6 Mo- nate.	Stuhlverstopfung, gegen Abend viel Hitze; sogleich ärztliche Hülfe beigezogen, Purgans verord- net; in der Nacht „Knirfen mit Kiefer und Lippen,“ doch trank das Kind noch an der Amme wie gewöhnlich und schien bald ein- geschlafen. Den andern Morgen Hitze etc. verschwunden, das Kind für wiedergenesen betrachtet. Nach dem Waschen von der Amme be- merkt, dass es die Füsse auf dem Kissen liegen liess, wie man sie legte und nun erst die Läh- mung erkannt, die der gerufene Arzt anfangs nur für Mattigkeit ansehen wollte. Behandlung: Phosphoreinreibun- gen, Bäder etc.

Hemiplegia

Nro.	Geschlecht.		Zustand des Kindes von seiner Geburt bis zum ersten An- fall.	Alter zur Zeit des primären Anfalls.	Unmittelbar der Paralyse vorausge- gangne Erscheinungen und Behandlung des primären Anfalls.
	Männ- lich.	Weib- lich.			
1.	X. S.		Normal gebaut und kräftig.	9 Mo- nate.	Hitze, Zahnen, Gichter, plötz- lich Lähmung der rechten untern Extremität, indess die linke ver- schont blieb.

Alter und Zustand der Patienten beim Beginn meiner Behandlung (im secundären Stadium).	Erfolg der Cur.
15 Jahre. Paraplegie. Aussehen kräftig, Oberkörper in grossem Missverhältniss zu den untern Extremitäten, diese grässlich deformirt, kalt und von blaurother Farbe. Rückgrat nach rechts gekrümmt. Mit dreizehn Jahren und seither regelmässig menstruirt. Patientin rutscht auf Händen und Knieen, an denen die Haut sehr verdickt ist.	Beseitigung der Verkrümmungen. Patientin geht mit der Stützmaschine recht ordentlich.

in 19 Fällen.

Alter und Zustand der Patienten beim Beginn meiner Behandlung.	Erfolg der Cur.
11 Jahre. Hemiplegie. Ein grosser, am Oberkörper sehr kräftig entwickelter Knabe. Das ganze rechte Bein sehr abgemagert und kalt, besonders der Fuss. Contractur im Hüft- und Kniegelenk und *Varus*. Patient geht mit Krücke oder Stock sehr beschwerlich.	Bein und Fuss ganz gerade. Der Knabe geht mit einer nur bis an's Knie reichenden Stützmaschine sehr gut.

Nro.	Geschlecht. Männ-lich.	Geschlecht. Weib-lich.	Zustand des Kindes von seiner Geburt bis zum ersten Anfall.	Alter zur Zeit des primären Anfalls.	Unmittelbar der Paralyse vorausge-gangne Erscheinungen und Behandlung des primären Anfalls.
2.		G. B.	Gehörig entwickeltes Kind.	10 Monate.	Plötzlich Gichter, Hitze, nach 2 Tagen Lähmung des rechten Beins.
3.	F. P.		Gerade gebaut, nicht kräftig.	14 Monate.	Während mehreren Tagen Gichter, dann Lähmung des ganzen linken Beins.
4.		K. B.	Normal.	12 Monate.	Das gesunde kräftige Kind von Hitze, Zahnen befallen, über Nacht plötzliche Lähmung der ganzen linken unteren Extremität.
5.	A. F.		Gesund, blühend und vollsäftig, konnte vor dem Anfall schon an der Hand geführt werden.	15 Monate.	Plötzliche Erkrankung, Hitze, Fieber, grosse Furcht, steifer Hals, der nicht mehr herumgedreht werden konnte und zurückgezogen war. Nach zehntägiger Dauer der Krankheit war Lähmung des rechten Beins ohne Theilnahme des andern oder der Arme das Ende.
6.	A. M.		Gerade und gesund.	14 Monate.	Das Kind, gleich von Eintritt des Zahnens an, viel an Augengichter, Hitze, Fieber leidend, gefolgt von Lähmung des linken Beins.
7.	Ch. H.		Gesund und normal gebaut, das blühendste unter 6 Geschwistern, konnte schon vor dem Anfall gehen.	15 Monate.	Plötzlich krank, Gichter; am Ende Lähmung beider Beine, die sich aber am rechten wieder verlor.

Alter und Zustand der Patienten beim Beginn meiner Behandlung.	Erfolg der Cur.
16 Jahre. Hemiplegie. Starkes und blühendes Mädchen. Lähmung des ganzen rechten Beines, Contractur im Knie, *Varus*. Krücke beim Gehen gebraucht.	Ganze Extremität gerade. Geht mit einfacher Maschine.
15 Jahre. Hemiplegie. Aussehen blass, cachectisch, scrophulös, *Biceps* retrahirt, Unterschenkel heraufgezogen, Fuss varusartig; Gehen mit Krücke.	Gebrauchsfähigkeit der gerade gewordenen Extremität zum Gehen ohne Krücke (mit Maschine) war das Resultat der Behandlung.
7 Jahre. Hemiplegie. Der linke Fuss *Pes equinus*. Patientin kann das Bein nicht gut beugen. Im Uebrigen kräftiges Aussehen.	Fuss gerade. Patientin geht mit leichter Maschine bis an's Knie reichend, sehr gut.
8 Jahre. Hemiplegie. Contractur im rechten Hüft- und Kniegelenk. *Pes equinus* im höchsten Grad. Das ganze Bein viel magerer, kälter. Aussehen sonst sehr gut und kräftig. Geistesfunctionen ganz ungestört. Patient geht mit Stock äusserst beschwerlich.	Bein gerade und kräftiger. Gehen mit kurzer leichter Vorrichtung sehr gut.
13 Jahre. Hemiplegie. Etwas blasses, aufgedunsenes Aussehen, meist krank. Gut geheilter Bruch des kranken Oberschenkels vom sechsten Jahre her. *Contractura genu, Varus*, deren erste Zeichen mit 4 Jahren sich bemerklich machten. Gang mit Stock beschwerlich.	Heilung der Verkrümmungen, Gehen mit Stützvorrichtung recht gut.
7 Jahre. Hemiplegie. Ziemlich gute und kräftige Constitution. Linkes Bein lahm, mager, kalt, bläulich, ½ Zoll kürzer, Knie beim Stehen einwärts gebogen, *Valgus*. Das rechte auch schwächer, Rückgrat weicht nach links ab. Gehen mit Krücke und Stock.	Patient geht mit Vorrichtung ohne Stock recht kräftig.

Nro.	Geschlecht.		Zustand des Kindes von seiner Geburt bis zum ersten Anfall.	Alter zur Zeit des primären Anfalls.	Unmittelbar der Paralyse vorausgegangne Erscheinungen und Behandlung des primären Anfalls.
	Männlich.	Weiblich.			
8.		J. v. D.	Normal gebaut, gesund und voll-säftig. Mit 20 Wochen die ersten Zähne, die viel zu schaffen machten, grosse Reitzbarkeit, viel Schreien, unruhiger Schlaf.	18 Monate.	Mit 1½ Jahren plötzlich sehr grosse Hitze, Fieber, Krämpfe. Das Kind schlug im Bett den Kopf hin und her. Beim Aufstellen des Kindes bemerkt, dass die Beine zusammensinken und auch die Arme gelähmt waren. Nach 3 Monaten erholten sich die Arme und das linke Bein; das rechte aber blieb lahm. Der Arzt erklärte es für *Meningitis spinalis.*
9.	L. St.		Gesund und gerade geboren, kräftig.	14 Monate.	Zahnte schwer, viel Hitze, plötzlich Lähmung des linken Beins.
10.	K. W.		Gerade und gesund geboren.	6 Monate.	Hitze während 8 Tage, häufiges Schreien, Kopfausschlag, Augen verdreht, Lähmung des linken Beins.
11.		O. J.	Kräftig und gesund.	8 Monate.	8 Tage lang etwas Kränkeln, plötzlich Convulsionen in allen Gliedern und den Augen. Lähmung des linken Beins. (Die Gichter im Schlaf dauerten noch Jahr und Tag fort.)
12.	J. H.		Gesund und kräftig entwickelt.	8 Monate.	Hitze, Gichter; darauf Lähmung des rechten Beins.

Alter und Zustand der Patienten beim Beginn meiner Behandlung.	Erfolg der Cur.
15 Jahre. Hemiplegie. Gesund, aber mager und zartgliedrig, keine Drüsenanschwellungen, nicht menstruirt. Das rechte Bein gelähmt, 2 Zoll kürzer, im Knie- und Hüftgelenk angezogen, Fuss *Varus*artig. Wirbelsäule 1 Zoll nach links abgewichen. Gehen mit einer Krücke.	Patientin geht mit Maschine recht ordentlich.
6 Jahre. Hemiplegie. Gutes Aussehen. Das ganze Bein sehr abgemagert, im Knie sehr schlaff und ein- und rückwärts gebogen; *Valgus.* Gehen mit Krücke.	Bein gerade; Gehen mit Maschine leicht und gut.
2½ Jahre. Hemiplegie. Aussehen blühend und kräftig, das linke Bein mager und kalt. Beim Stehen biegt sich der Fuss klumpfussartig um. Patient kann nicht ohne Krücke gehen und schleppt das Bein nach.	Das Bein stärker; der Knabe geht gut mit kurzer Vorrichtung.
3¼ Jahre. Hemiplegie. Gesundes Aeussere, lebhaftes Temperament, Paralyse des linken Beins ohne Deformation. Das Kind fällt alle Augenblicke hin; das Bein mager.	Bein kräftiger. Patientin geht ohne alle Maschine recht ordentlich.
11 Jahre. Hemiplegie. Gutes kräftiges Aussehen. Das rechte Bein sehr stark gelähmt, viel kürzer, kälter und mägerer als das linke, weniger empfindlich. Retraction der Flexoren, zugleich *Varus;* Gehen nur mit Krücke möglich.	Patient geht mit Maschine ohne Krücke; die Deformationen beseitigt.

Nro.	Geschlecht.		Zustand des Kindes von seiner Geburt bis zum ersten Anfall.	Alter zur Zeit des primären Anfalls.	Unmittelbar der Paralyse vorausgegangne Erscheinungen und Behandlung des primären Anfalls.
	Männlich.	Weiblich.			
13.	G. D.		Gerade geboren, frisch und blühend.	14 Monate.	Zahnen, Gichter, plötzlich Lähmung des rechten Beins.
14.	W. H.		Normal gebaut und kräftig entwickelt.	5 Monate.	Das lebhafte Kind von Hitze, Gichter befallen, unmittelbar darauf Lähmung des linken Beins.
15.		M. W.	Gesund und gerade geboren, blühend und vollsäftig.	8 Monate.	Zahnen, Hitze, Lähmung des linken Beins.
16.	M. S.		Gerade und gesund.	10 Monate.	Hitze, Fieber, Gichter, mit folgender Lähmung des rechten Beins.
17.	A. S.		Gerade geboren und gesund.	9 Monate.	Fieber, Hitze, Convulsionen; über Nacht Lähmung des linken Beins.
18.	J. L.		Normal gebaut und gesund, aber etwas schwächlicher Natur.	8 Monate.	An einem Freitag plötzlich von Erbrechen, etwas Hitze und Fieber befallen; sogleich ärztliche Behandlung; den andern Tag, Samstag, etwas Besserung, das Kind wieder auf. Sonntag unruhig geschlafen, das Kind sehr blass. Montag Abend bemerkte die Amme beim Aufheben, dass das rechte Bein lahm herunterhing, während das linke sich bewegte. Keine Convulsionen. Behandlung unbekannt.

Alter und Zustand der Patienten beim Beginn meiner Behandlung.	Erfolg der Cur.
8 Jahre. Ein starker Knabe. *Hemiplegia dextra.* Retractionen des Flexoren, *Varus.* Gehen nur mit Krücke.	Bein gerade, mit Maschine zum Gehen ohne Krücke befähigt.
11 Jahre. Hemiplegie. Aussehen gesund. Das linke Bein sehr abgemagert, 3 Zoll kürzer, im Knie gebogen. Patella viel kleiner als rechts, *Varus.* Deviation der Wirbelsäule nach links. Patient geht mit 2 Stöcken.	Heilung der Deformationen; der Knabe geht recht ordentlich ohne Stöcke.
15½ Jahre. Hemiplegie. Ein starkes, am Oberkörper sehr entwickeltes Mädchen mit fetten, rothen Backen. Das linke Bein viel dünner, bläulich, kalt, im Knie einwärts stehend, *Varus.* Gehen mittelst einer Krücke.	Bein gerade, Gehen mit Vorrichtung und ohne Krücke ganz unbehindert.
8 Jahre. Hemiplegie. Blasses, mageres Aussehen. Lähmung des rechten Beins, das im Knie einwärts gebogen ist; *Varus,* Frostbeulen. Patient vermag nur mit Krücke zu gehen.	Der Knabe geht leicht und gut mit Maschine, das Bein hat seine gerade Richtung, ebenso der Fuss.
9 Jahre. Hemiplegie. Ein zarter, blass aussehender Knabe, scrophulös; das linke Bein ungemein abgemagert, im Hüft- und Kniegelenk gerade, Fuss valgus-artig deformirt. Die ganze Extremität sehr schwach; beim Gehen ohne Krücke sinkt Patient im linken Knie zusammen.	Patient geht mit kräftigerem Beine in seiner einfachen Maschine recht gut.
7 Jahre. *Hemiplegia.* Das ganze rechte Bein sehr abgemagert, kürzer, kälter; im Hüft- und Kniegelenk etwas gekrümmt; der Fuss varus-artig deformirt. Der Knabe zartgliedrig, blass, nervös, aber sonst gesund, geht mit Krücke.	Das Bein gerade, zu recht ordentlichem Gehen mit leichter Vorrichtung befähigt.

Nro.	Geschlecht.		Zustand des Kindes von seiner Geburt bis zum ersten Anfall.	Alter zur Zeit des primären Anfalls.	Unmittelbar der Paralyse vorausgegangne Erscheinungen und Behandlung des primären Anfalls.
	Männlich.	Weiblich.			
19.		M. L.	Kräftig und gesund.	10 Monate.	Hitze, Fieber, gefolgt von Lähmung des rechten Beins.

Paralysis partialis

Nro.	Geschlecht.		Zustand des Kindes von seiner Geburt bis zum ersten Anfall.	Alter zur Zeit des primären Anfalls.	Der Paralyse vorausgegangne Erscheinungen und Behandlung des primären Anfalls.
	Männlich.	Weiblich.			
1.	H. B.		Gerade gebornes, bis zum Anfall ganz gesundes Kind von fettem, starkem Körperbau; von der Mutter gestillt.	6 Monate.	Anfall von Hitze, leicht Erschrecktwerden, Zittern, Gichter. Nach Verlauf dieser Symptome von der Mutter bemerkt, dass der linke Fuss schwächer als der rechte. Dagegen erst mit 1 Jahr, nachdem die Zähne leicht gekommen, beginnende Atrophie und mit $1\frac{1}{2}$ Jahren Nachschleppen des Fusses, beim Gehen bemerkbar.
2.	H. v. L.		Gesund und gerade, sehr fett und vollsäftig.	16 Monate.	Unter heftigen Fiebererscheinungen Schwäche des rechten Beins zurückgeblieben.
3.		Ch. M.	Gerade geboren, kräftig und gesund.	9 Monate.	Gichter; als das Kind stehen und gehen sollte, das linke Füsschen dünner, kälter und schwächer als das gesunde gefunden.
4.		K. W.	Gerade geboren, kräftig.	10 Monate.	Erschwertes Zahnen, Irritationszustände; der linke Fuss schwächer.

Alter und Zustand der Patienten beim Beginn meiner Behandlung.	Erfolg der Cur.
5½ Jahre. Hemiplegie. Ziemlich gutes Aussehen. Das rechte Bein dünner, schlaffer und kälter als das linke; *Pes Varus.* Patientin fällt oft im Gehen.	Herstellung wie in den übrigen Fällen.

in 47 Fällen.

Alter und Zustand der Patienten beim Beginn meiner Behandlung.	Erfolg der Cur.
8½ Jahre. *Paralysis partialis.* Ein gesunder und kräftiger Knabe. Linker Unterschenkel im Verhältniss zum Oberschenkel magerer; links *Varus* seit dem fünften Jahre. Patient kann ordentlich gehen. (Drei ältere Geschwister waren zwischen dem sechsten und zwölften Monate an Gichter gestorben.)	Geheilt.
20 Jahre. *Paralysis partialis.* Grosser sehr robuster Mann; das ganze rechte Bein trotz vorhandenem *Pes equinus* musculös und fettreich.	Geheilt.
13 Jahre. *Paralysis partialis.* Kräftiges Mädchen. Links *Varus* seit dem fünften Jahre, das ganze linke Bein etwas dünner.	Geheilt.
Paralysis partialis. Ein sehr gesundes und kräftiges, zwanzigjähriges Mädchen. Linker Unterschenkel sehr abgemagert, Haut desselben sehr trocken, kalt, mit schuppenartigem Ausschlag. Hochgradiger *Pes equinus* links.	Geheilt.

| Nro. | Geschlecht. | | Zustand des Kindes von seiner Geburt bis zum ersten Anfall. | Alter zur Zeit des primären Anfalls. | Der Paralyse vorausgegangne Erscheinungen und Behandlung des primären Anfalls. |
	Männlich.	Weiblich.			
5.	Th. R.		Gerade gebornes, starkes Kind.	7 Monate.	Heftige Gichter, Congestionserscheinungen mit folgender rechtseitiger partieller Paralyse.
6.	F. D.		Normal gebaut und gesund.	9 Monate.	Das kräftige Kind von Convulsionen beim Zahnen befallen mit Hinterlassung einer partiellen Lähmung am rechten Bein.
7.	J. W.		Mit geraden Gliedern zur Welt gekommen, von kräftigem Körperbau.	10 Monate.	Unter erschwertem Zahnen und Irritationserscheinungen, *Paralysis partialis dextra* eingetreten.
8.		K. S.	Normal gebaut.	8 Monate.	Ein gesundes Kind, erschwertes Zahnen, linkseitige partielle Paralyse zurückbleibend.
9.		E. H.	Normal und kräftig.	25 Monate.	Kranksein während 3—4 Monaten, grosse Schwäche im ganzen linken Bein die Folge.
10.	R. R.		Normal gebauter, gesunder Knabe.	10 Monate.	Convulsivische Erscheinungen; paralytische Schwäche des linken Beins der Rückstand.
11.		L. St.	Gesund und gerade geboren, aber zart und schwächlich.	9 Monate.	Von Geburt an vieles Schreien, öftere Gichter, Zahnentwicklung schwierig. Mit 1½ Jahr bemerkt, dass das linke Bein schwächer ist.

Alter und Zustand der Patienten beim Beginn meiner Behandlung.	Erfolg der Cur.
6 Jahre. *Paralysis partialis.* Starker, lymphatischer, sehr fettreicher Knabe mit etwas grossem Kopfe, sehr nervös. (Mutter öfter Symptome von Geistesstörung zeigend.) Schwäche des rechten Fusses seit dem vierten Jahre, *Pes equinus.*	Geheilt.
Paralysis partialis. Ein blühender, starker, zwölfjähriger Knabe, am rechten Fuss *Varus.*	Geheilt.
20 Jahre. *Paralysis partialis.* Kräftiger breitschultriger Mann. Rechter Oberschenkel, besonders aber der Unterschenkel sehr mager und kalt, *Pes equinus* in höchstem Grade schon seit dem vierten Lebensjahre.	Geheilt.
6½ Jahre. *Paralysis partialis.* Ein kräftiges Mädchen, das ganze linke Bein dünner, *Varus.* Patientin kann noch ordentlich gehen.	Geheilt.
18 Jahre. *Paralysis partialis.* Gesundes, kräftiges Mädchen; das linke Bein schwächer und magerer; mit bedeutender varus-artiger Deformation, die mit dem vierten Jahre sich zeigte.	Geheilt.
12 Jahre. *Paralysis partialis.* Ein kräftiger Knabe, das linke Bein magerer und kälter, mit klumpfussartiger Deformation.	Geheilt.
6 Jahre. *Paralysis partialis.* Nicht kräftiges Mädchen, sehr reizbar, convulsivisches Aussehen, das linke Bein dünner, *Pes equinus* links.	Geheilt.

Nro	Geschlecht.		Zustand des Kindes von seiner Geburt bis zum ersten Anfall.	Alter zur Zeit des primären Anfalls.	Der Paralyse vorausgegangne Erscheinungen und Behandlung des primären Anfalls.
	Männlich.	Weiblich.			
12.		A. K.	Klein und nicht sehr entwickelt, aber gerade.	12 Monate.	Unkräftige Constitution; schweres Zahnen, öfter Hitze, Fieber, Gichter. Mit 2 Jahren die rothen Flecken, die nach 2 Tagen verschwanden, das Kind nun zwar gesund, aber die beiden Beine paralytisch geschwächt gefunden.
13.		E. M.	Gerade geboren.	10 Monate.	Erschwertes Zahnen, Hitze, Convulsionen, gefolgt von paralytischer Schwäche beider Beine.
14.	D. K.		Normal gebaut und kräftig.	8 Monate.	Congestionserscheinungen, Zahnen mit zurückbleibender paralytischer Schwäche des rechten Beins.
15.	L. Sp.		Kräftig entwickelt und gerade geboren.	12 Monate.	Gichter, Irritationszustände; paralytische Schwäche des rechten Beins.
16.		M. D.	Gerade geboren und kräftig.	15 Monate.	Hitze, Fieber, Gichter, die eine Schwäche der rechten untern Extremität im Gefolge hatten.
17.		M. I.	Nicht sehr kräftiges Kind von geradem Körperbau.	8 Monate.	Unter den Erscheinungen von plötzlichem Fieber und Gichter Auftreten von Schwäche in beiden Beinen.
18.	M. Z.		Gerade geboren.	14 Monate.	Ein kräftiger Knabe, von Gichtern zur Zeit des Zahnens befallen, die eine paralytische Schwäche des rechten Beins zurückliessen.

Alter und Zustand der Patienten beim Beginn meiner Behandlung.	Erfolg der Cur.
6½ Jahre. *Paralysis partialis.* Ein gesundes, nicht unkräftiges Mädchen. Beide Beine schwach und dünn. *Vari,* die mit 2½ Jahren sich zu bilden anfingen. Patientin kann noch allein gehen.	Geheilt.
17 Jahre. *Paralysis partialis.* Ein ungemein nervöses und zittriges, sonst aber gesundes, ziemlich kräftiges Mädchen. Beide Beine mager, *Vari,* die sich mit 4 Jahren zu entwickeln begannen. Patient kann nur beschwerlich gehen.	Geheilt.
5 Jahre. *Paralysis partialis.* Ein kräftiger Knabe, das rechte Bein dünner und kälter, *Valgus.*	Geheilt.
5 Jahre. *Paralysis partialis.* Ein sehr starker blühender Knabe; das rechte Bein schwächer und kürzer, mit *Pes calcaneus.*	Besserung des Zustandes.
24 Jahre. *Paralysis partialis.* Ein starkes und grosses Mädchen mit schwächerem rechten Bein und rechtseitigem *Varus* in hohem Grade.	Geheilt.
1½ Jahre. *Paralysis partialis.* Ein zartes Mädchen von schwächlicher Constitution; magere Beine, *Pedes equini* in noch wenig entwickeltem Grade.	Geheilt.
19 Jahre. *Paralysis partialis.* Ein kräftiger blühender Junge, schielt. Das rechte Bein magerer, mit *Pes equinus* im höchsten Grade. Patient geht sehr beschwerlich.	Geheilt.

Nro.	Geschlecht.		Zustand des Kindes von seiner Geburt bis zum ersten Anfall.	Alter zur Zeit des primären Anfalls.	Der Paralyse vorausgegangne Erscheinungen und Behandlung des primären Anfalls.
	Männlich.	Weiblich.			
19.		F. Z.	Ein normal entwickeltes, gerades und kräftiges Kind.	14 Monate.	Nach Ablauf von congestiven Zuständen, Hitze und Gichter, paralytische Schwäche beider Beine bemerkt.
20.		L. F.	Gerade, gesund und kräftig.	10 Monate.	Unter erschwertem Zahnen mit den entsprechenden Symptomen und vielem Schreien Eintritt von lähmungsartiger Schwäche des rechten Beins.
21.	G. H.		Normal entwickeltes, gesundes, aber zartes Kind.	15 Monate.	Irritationszustände, sehr heftiges Zahnen; bald darauf Schwäche im rechten Bein bemerkt.
22.		F. W.	Gerade gebornes, starkes Kind.	9 Monate.	Plötzlich Eintritt von Hitze und Gichtern, nach deren Vorübergehen eine Schwäche des linken Beins gefunden wurde.
23.		A. G.	Gerade, blühend und kräftig.	7 Monate.	Unter heftigen Dentitionserscheinungen paralytische Schwäche des linken Beins entstanden.
24.	A. B.		Gerades, zartes Kind.	10 Monate.	Gichter und Fiebersymptome. Beide Beine in Folge davon geschwächt.
25.		M. A.	Gerade geboren und von kräftiger Constitution.	12 Monate.	Plötzlich Hitze, vieles Schreien, Congestionserscheinungen, die mit Schwäche des rechten Beins endigten.
26.	H. F.		Gesund und gerade gebaut.	14 Monate.	Unter heftigen Irritationserscheinungen, die anfallsweise auftraten, paralytische Schwäche des linken Beins.

Alter und Zustand der Patienten beim Beginn meiner Behandlung.	Erfolg der Cur.
15 Jahre. *Paralysis partialis.* Ein starkes, sehr blühendes Mädchen; beide Beine mager, rechts *Varus*, links *Pes equinus*, Gehen beschwerlich.	Heilung.
13 Jahre. *Paralysis partialis.* Gesundes und kräftig gebautes Mädchen. Das rechte Bein seit dem dritten Lebensjahre dünner, *Varus*.	Heilung.
7 Jahre. *Paralysis partialis.* Zartgliedriger, aber sonst gesunder Knabe. Rechtes Bein magerer, *Pes equinus.*	Heilung.
22 Jahre. *Paralysis partialis.* Ein blühendes, kräftiges Mädchen mit schwächerem und dünnerem linken Bein und *Pes equinus.*	Heilung.
10 Jahre. *Paralysis partialis.* Ein frisch aussehendes Mädchen. Das linke Bein besonders vom Knie an mager, kalt und blauroth, der Fuss *varus*-artig.	Heilung.
2 Jahre. *Paralysis partialis.* Ein kleines, zartgliedriges, aber gesundes Kind. Beide Beine etwas mager; *Pedes equini*.	Heilung.
14 Jahre. *Paralysis partialis.* Ein grosses und blühendes Mädchen. Paralytische Schwäche des rechten Beins, grössere Magerkeit desselben, rechtseitiger *Varus*.	Geheilt.
7½ Jahre. *Paralysis partialis.* Sehr gut aussehender Knabe. Linkes Bein durchaus dünner, besonders der Unterschenkel; *Pes equinus* links.	Geheilt.

Nro.	Geschlecht.		Zustand des Kindes von seiner Geburt bis zum ersten Anfall.	Alter zur Zeit des primären Anfalls.	Der Paralyse vorausgegangne Erscheinungen und Behandlung des primären Anfalls.
	Männlich.	Weiblich.			
27.	A. W.		Gerade geboren.	8 Monate.	Das sehr kräftige und starke Kind bekam plötzlich einen Anfall von Hitze, Fieber, Gichtern, der eine grosse Schwäche des rechten Beins zurückliess.
28.		O.v.M.	Gerade und gesund, wenn auch etwas zart.	10 Monate.	Vieles Schreien, Hitze, Fieber und sonstige Irritationsphänomene mit dem Ausgang in Schwäche des linken Beins.
29.		F. St.	Gerade geboren, von blühendem Aeusseren.	12 Monate.	Erschwertes Zahnen, oft Hitze, häufiges Schreien im Alter von einem Jahr, mit folgender paralytischer Schwäche in beiden Beinen.
30.		M. G.	Gerade geboren.	8 Monate.	Das blühende dreivierteljährige Kind litt plötzlich an Hitze, und sehr schwerer Dentition, nach deren Vorübergehen eine paralytische Schwäche in beiden Beinen bemerkt wurde.
31.	L. B.		Gesund und gerade geboren.	15 Monate.	Der bis dahin gesunde Knabe von Masern befallen, aber keine Gichter; nachher beobachtete man Schwäche des linken Beins.
32.		J. B.	Kräftiger Körperbau, mit geraden Gliedern geboren.	8 Monate.	Plötzliche Hitze, Gichter, Unruhe, Schreien, nach Abnahme welcher Symptome Schwäche des linken Beins zu bemerken war.
33.		K. E.	Gerade geboren.	27 Monate.	Bis daher gesund, von da an aber längere Zeit krank, wobei häufig Gichter ausbrachen und paralytische Schwäche beider Beine als Residuum blieb.

Alter und Zustand der Patienten beim Beginn meiner Behandlung.	Erfolg der Cur.
19 Jahre. *Paralysis partialis.* Ein grosser, ungewöhnlich kräftiger junger Mann. Das rechte Bein durchaus magerer als das linke; *Pes equinus* rechts im höchsten Grade.	Heilung.
3½ Jahre. *Paralysis partialis.* Ein zartes, blasses und mager aussehendes Kind, sehr lebhaft und nervös. Das linke Bein dünner als normal, *Pes equinus* an der entsprechenden Seite in niederem Grade.	Heilung.
12 Jahre. *Paralysis partialis.* Ein blühendes, stark gebautes Mädchen. Beide Beine dünn, kalt; rechts *Varus,* links *Pes calcaneus.* Gehen sehr beschwerlich.	Wesentliche Besserung, Gehen sehr erleichtert.
3 Jahre. *Paralysis partialis.* Ein sehr dickes, fettes Kind, kann weder stehen noch gehen; *Pedes equini* beiderseits.	Heilung.
15½ Jahre. *Paralysis partialis.* Gesunder, kräftiger Knabe; die ganze linke untere Extremität magerer als die rechte. *Valgus* links.	Geheilt.
4½ Jahre. *Paralysis partialis.* Ein kräftiges Mädchen, linkes Bein etwas magerer und dünner als normal. *Valgus.*	Geheilt.
13½ Jahre. *Paralysis partialis.* Blasses, kränklich aussehendes Mädchen; grosse Abmagerung beider Beine, *Vari;* die Kniee einwärts gebogen.	Geheilt.

Nro.	Geschlecht. Männlich.	Geschlecht. Weiblich.	Zustand des Kindes von seiner Geburt bis zum ersten Anfall.	Alter zur Zeit des primären Anfalls.	Der Paralyse vorausgegangne Erscheinungen und Behandlung des primären Anfalls.
34.		P. B.	Kräftig entwickelt und mit geraden Gliedern zur Welt gekommen.	10 Monate.	Anfall von Fieber, Hitze, Gichtern, gefolgt von paralytischer Schwäche beider Beine.
35.		R. K.	Gerade geboren.	14 Monate.	Das sonst gesund gebliebene Mädchen plötzlich von schwerem Zahnen befallen, mit Hinterlassung eines paralytisch geschwächten rechten Beins.
36.		M. B.	Gerade und kräftig entwickelt.	9 Monate.	Unter Gichter und heftigen Congestionserscheinungen Entstehung einer bleibenden paralytischen Schwäche des linken Beins.
37.	G. W.		Normal gebautes, aber wenig kräftiges Kind.	16 Monate.	Gichter, Hitze, Fieber, Schwäche des rechten Beins.
38.		K. K.	Kräftig und normal entwickelt.	14 Monate.	Unter schwerem Zahnen, Gichtern, heftigen Irritationsphänomenen Bildung einer paralytischen Schwäche des linken Beins.
39.	F. W.		Gerade geboren.	10 Monate.	Das kräftige Kind plötzlich von erschwertem Zahnen und heftigen Congestionserscheinungen befallen mit dem Ausgang in paralytische Schwäche des linken Beins.
40.	F. W.		Normal gebaut.	18 Monate.	Bis zu 2 Jahren war das Kind kränklich, viel unruhig, schrie häufig, von Gichtern geplagt, Augen und Arme verdreht. Von da an gesund, aber das linke Bein paralytisch geschwächt.

Alter und Zustand der Patienten beim Beginn meiner Behandlung.	Erfolg der Cur.
12 Jahre. *Paralysis partialis.* Mageres, blass aussehendes Mädchen; beide Beine abgemagert; rechts *Varus*, links *Valgus*.	*Varus* geheilt, *Valgus* gebessert.
21 Jahre. *Paralysis partialis.* Ein starkes, blühend aussehendes Mädchen. Das rechte Bein viel dünner als das linke, *Pes equinus* in hohem Grade.	Geheilt.
5 Jahre. *Paralysis partialis.* Kräftiges Mädchen. Linkes Bein dünner, mit *Valgus*.	Geheilt.
6 Jahre. *Paralysis partialis.* Ein blasser, zartgebauter Knabe, rechtes Bein ausserordentlich abgemagert; *Pes equinus dexter*.	Geheilt.
10½ Jahre. *Paralysis partialis.* Gesundes und kräftiges Mädchen, von sehr reizbarer Constitution und aufgewecktem Geiste. Linkes Bein viel dünner, *Pes equinus*, der sich mit 3 Jahren zu bilden anfing.	Heilung.
4½ Jahre. *Paralysis partialis.* Ein sehr gesunder und starker Knabe, mit etwas dünnerem linken Beine und *Pes equinus*.	Heilung.
5 Jahre. *Paralysis partialis.* Ein kräftiger und im Uebrigen gesunder Knabe, auch geistig voran. Das ganze linke Bein sehr dünn und klein, besonders der Unterschenkel, *Pes equinus*.	Geheilt.

Nro.	Geschlecht.		Zustand des Kindes von seiner Geburt bis zum ersten Anfall.	Alter zur Zeit des primären Anfalls.	Der Paralyse vorausgegangne Erscheinungen und Behandlung des primären Anfalls.
	Männlich.	Weiblich.			
41.	L. B.		Gut entwickelt und kräftig gebaut.	27 Monate.	Der Knabe erlitt eine Erkältung, Durchnässung, Erbrechen, Fieber, Hitze; nach 2 Tagen paralytische Schwäche im rechten Bein.
42.		S. H.	Gesund und gerade.	9 Monate.	Das zarte Kind plötzlich von Fiebererscheinungen, Hitze, Aufregung, Congestion nach dem Kopfe befallen; nach Vorübergehen des Anfalls paralytische Schwäche im rechten Bein die Folge.
43.		A. D.	Gerade geboren und kräftig.	10 Monate.	Das Kind litt öfter an Kopfausschlägen bis zu 9 Monaten, von da an viel von Hitze, Gichtern befallen, dabei grosse Unruhe, viel Schreien; mit dem Nachlassen dieser Erscheinungen Schwäche des linken Beins bemerkt.
44.	A. E.		Gesund und gerade.	7 Monate.	Anfall von Hitze, Fieber, Congestion nach dem Kopfe mit folgender paralytischer Schwäche des rechten Beins.
45.	X. S.		Gerade gebornes, grosses, gut entwickeltes Kind.	9 Monate.	Unter Hitze und Fiebersymptomen eingetretene paralytische Schwäche im linken Bein.
46.	J. K.		Gerade geboren.	6 Monate.	Zartes Kind, plötzlich von Gichtern befallen, Verdrehen der Augen, überhaupt Irritationserscheinungen; auch später bei jedem Unwohlsein Gichter und Kopfweh. Paralytische Schwäche des rechten Beins die Folge. [Behandlung in Blutegel etc. bestehend.]
47.		J. G.	Gerade und gesund.	8 Monate.	Oefters an etwas Hitze und Fieber gelitten; Schwäche im rechten Bein zurückgeblieben.

Alter und Zustand der Patienten beim Beginn meiner Behandlung.	Erfolg der Cur.
11 Jahre. *Paralysis partialis.* Ein gesunder und grosser Knabe. Das rechte Bein viel magerer als das linke, *Varus dexter.*	Geheilt.
8 Jahre. *Paralysis partialis.* Ein zart gebautes blondes Mädchen; das ganze rechte Bein dünner, besonders aber der Unterschenkel, *Pes calcaneus* rechts.	Besserung des Zustandes.
4 Jahre. *Paralysis partialis.* Ein gesundes, frisches Mädchen, am linken Bein, *Varus.*	Heilung.
8 Jahre. *Paralysis partialis.* Kräftiger Knabe mit etwas dünnerem rechten Bein und *Pes equinus.*	Geheilt.
18 Jahre. *Paralysis partialis.* Ein robuster Junge, linkes Bein viel dünner als das rechte, *Varus.*	Heilung.
8 Jahre. *Paralysis partialis.* Nicht kräftiger Knabe; mit 6 Jahren Hirnentzündung, 2 andere Kinder litten ebenfalls an Gichtern, *Pes equinus dexter.*	Heilung.
1½ Jahre. *Paralysis partialis.* Ein gesundes Kind mit etwas magerem rechtem Beine und einem leichten Grade von *Varus.*	Heilung.

Aetiologische Momente.

Abgesehen von dem wissenschaftlichen Interesse, welches die Erforschung der Ursache und des Wesens dieser eigenthümlichen Kinderlähmung in ihrem primären wie im secundären Stadium bietet, ist die Kenntniss ihrer Natur namentlich in therapeutischer Hinsicht von grosser Wichtigkeit, weil es der schleunigsten und sorgfältigsten ärztlichen Behandlung noch nicht gelungen, weder den Uebergang des primären Anfalls in Lähmung zu verhüten, noch letztere, die leichteren Fälle etwa ausgenommen, durch die bisherige Behandlung wieder vollständig zu beseitigen, eine Unzulänglichkeit der Kunst, welche nicht nur meine dreissigjährigen bei mehr als 150 derartigen Patienten gemachten Erfahrungen, sondern auch die vielen in den Journalen angeführten ähnlichen Beobachtungen deutscher, englischer und französischer Aerzte bestätigen Um aber die Aetiologie unserer Krankheit in eingehenderer Weise beleuchten zu können, bedürfte es ganz positiver Aufschlüsse über die pathologische Anatomie derselben. So lange diese, wie ich schon Eingangs beklagen musste, keine direkt befriedigenden Resultate zu bieten vermag, müssen die Ansichten der verschiedenen Schriftsteller über die ursächlichen Verhältnisse dieser Lähmung, insofern sie des Nachweises mit anatomischen Mitteln als sicherster Basis entbehren, sich darauf beschränken, hypothetische Erklärungen mit grösserer oder geringerer Wahrscheinlichkeit zu geben. Zu diesen Hypthesen

muss sich auch meine schon in der ersten Ausgabe dieser
Schrift aufgestellte Ansicht bekennen, eine Ansicht, welche
ich indessen heute, Angesichts der neueren von mir gemachten Erfahrungen nur aufs vollkommenste zu bestätigen
vermag. Ein noch grösseres Gewicht dürfte derselben die
seitherige Zustimmung vieler Aerzte, unter denen sich
Männer wie Romberg, Ammon, Vogt u. A. meiner Anschauungsweise anschlossen, beizulegen geeignet sein, sowie
einige Sectionsergebnisse von Lähmungsfällen, die, wo sie
nicht nachweisbare Fälle unserer Paralyse sind, doch eine
solche Aehnlichkeit in ihrer Natur und ihren Erscheinungen
mit diesen erkennen lassen, dass wir entsprechend auch
aus deren Leichenbefund eine Deutung unserer Lähmungserscheinungen zu unterstützen befugt sind, wie ich es am
Schlusse des Capitels unter Anführung der Fälle gethan
habe. Endlich dürfte eine Bestärkung meiner Ansicht noch
darin gefunden werden, dass sie unter verschiedenen von
mir abweichenden Erklärungen noch am vollständigsten
nach allen Beziehungen hin mit den einzelnen Symptomen
und den Verhältnissen des Vorkommens sich in Einklang
bringen lässt. Indem ich nun meine Anschauungsweise aus
der acuten Periode wie aus der secundären zu begründen
suche, werde ich jedesmal gleich die übereinstimmenden
oder differirenden Ansichten Anderer und eine Würdigung
derselben daran anreihen.

Ein Rückblick auf die im vorhergehenden Abschnitt
angeführten primären Krankheitserscheinungen leitet gleichsam von selbst zu der Vermuthung, dass durch die bedeutende physiologische Entwicklungsthätigkeit der Central-
organe des Nervensystems während der ersten Lebensjahre eine grosse Opportunität zu Alterationen des Gehirns
und Rückenmarks bei erschwerten Dental - oder exan-
thematischen Processen, oder in Folge von Hyperämien,
Congestions - und Irritationszuständen stattfinde, welche in

der Form bekannter Centralreizungen, z. B. von *Meningitis acuta cerebralis* und *spinalis* in raschester Weise wässerige, seröse und blutige Ergüsse, Druck und Paralyse zur Folge haben. Zu einer Annahme solcher Vorgänge berechtigt das angegebene Alter der erkrankenden Kinder, in welchem derartige pathologische Vorgänge in den Nervencentren so häufig vorkommen; die meist kräftige, blühende und fettreiche Constitution derselben, die in schlimmeren Fällen vorhandenen allgemeinen Krankheitserscheinungen von Hitze, Congestionen, Fieber, Convulsionen, grosser Furcht, heftigem Schreien und könnten die kleinen Patienten ihre Empfindungen äussern, wohl auch Klagen über Schmerzen im Kopf und längs des Rückgrates, ferner das Auftreten von Dentitionsstörungen und in zwei von mir beobachteten Fällen acute Exantheme, bei deren anomalem Verlauf ja gerne wässerige Ergiessungen in die Gehirn- und Rückenmarkshöhlen vorkommen. Tritt man dieser Vermuthung stattgefundener Exsudationen bei, so dürfte damit die bei para- und hemiplegischen Patienten häufig gemachte Beobachtung sich leichter erklären lassen, dass in Folge des primären Insultes eingetretene Lähmungserscheinungen des ganzen Oberkörpers, wo sie vorhanden waren, durch allmälige, theilweise Resorption der Gehirn- und Rückenmarksergüsse nach einiger Zeit wieder verschwinden und die ebenfalls paralytisch afficirten Muskeln des Thorax ihre Thätigkeit bis zu einem gewissen Grade wieder erlangen können, während die untere Körperhälfte gelähmt bleibt.

Wenn nach dem Vorhergehenden schon aus den primären Irritationserscheinungen eine Affection der Nervencentren überhaupt sich nicht wohl zurückweisen lässt, in der acuten Periode aber Reizungssymptome von Seiten des Gehirns nicht ganz ausgeschlossen werden können, so weisen uns dagegen die consecutiven Erscheinungen der späteren Zeit, auf die ich nachher zurückkomme, bestimmter auf Affection

des Rückenmarks allein, als Wesen unserer Lähmung hin
ohne bleibende gleichzeitige Alteration des Gehirns und
seiner Functionen ; sei es nun, dass diese Affection von
Anfang in plötzlichem Druck durch capilläre oder sonstige
Extravasate oder Exsudate auf das Rückenmark mit folgender
Atrophie oder in etwas Anderem beruhe, und diess um so
mehr, als die Erfahrung schon gemacht wurde, dass bei
Kinderkrankheiten von cerebralem Ursprung, mögen sie mit
Erkrankung des Spinalsystems von Anfang verbunden, oder
letzteres erst in die Erkrankung hereingezogen worden sein,
eine Lokalisirung des Leidens auf das Spinalsystem allein
späterhin vorkommen kann, und umgekehrt. Der Einwurf,
dass im Falle einer Rückenmarksaffection Schmerzen an der
Wirbelsäule vorhanden sein müssten, wird leicht schon dadurch entkräftigt, dass ich einerseits die Möglichkeit der
Anwesenheit solcher gar nicht leugnen will, andererseits
aber eine bestimmte Angabe derselben, wenn man sie nicht
aus dem Schreien selbst deduciren will, den kleinen Kindern
nicht möglich ist. Uebrigens sind solche für die genannten
Erkrankungen gar nicht unbedingt nothwendig, wie verschiedene Autoren nachgewiesen haben.

Ein von Dr. E. Müller genau beobachteter und in der
schweizerischen Zeitschrift für Medicin (Jahrgang 1856 V. und
VI. Heft) ausführlich beschriebener Fall von Kinderlähmung
bestätigt nicht nur die von mir angegebenen primären Erscheinungen, sondern er gibt ihnen auch dieselbe Deutung,
indem er daselbst sagt: „So kurz und rasch, wie mit einem
Schlag vorübergehend auch das febrile Anfangsstadium ist,
so lassen die Erscheinungen nicht wohl eine andere Deutung
zu, als dass der Sitz der Krankheit in den Centralorganen
des Nervensystems zu suchen sei, ob Congestion, ob Exsudat ob mehr oder weniger verbreitet, das mag in den verschiedenen Fällen verschieden sein.“

Aehnlich spricht für meine Annahme einer ursprünglichen centrischen Affection speciell des Rückenmarks, wenn Dr. Sandras in Schmidts Jahrbüchern (Bd. 80 S. 314) über Paraplegien bemerkt:

„Bluterguss in das Rückenmark charakterisirt sich durch das plötzliche Auftreten der Paraplegie und durch das Anhaltende der Zufälle."

Einen positiveren Beweis für mich aber liefert ein von Dr. M. Fliess, praktischem Arzt in Neusatz, beobachteter Fall mit Sectionsergebniss, der im Journal für Kinderkrankheiten von Behrend und Hildebrand, Bd. XIII. S. 39, folgendermassen beschrieben ist:

Rudolph Mayer, der Sohn des Tabakhändlers Mayer hierselbst, war bei seiner Geburt ein kräftiges, wohlgestaltetes Kind. Es wurde von seiner Mutter genährt, die vollkommen gesund war, und am Ende des zehnten Monats entwöhnt. Die ersten Zähne bekam er mit Leichtigkeit, hatte am Ende seines fünften Jahres häufig belegte Zunge, heisse Stirne und geröthete Wangen, welche Erscheinungen aber auf das Darreichen milder Abführungsmittel bald sich verloren. Von Zeit zu Zeit hatte er Wochen lang unruhige Nächte, schrie im Schlaf auf, knirschte mit den Zähnen, erhob sich mehrmals gleich einem Schlafwandler und war dann am Morgen, wenn auch anscheinend gesund, doch sehr abgemattet.

Eines Morgens erwachte er nach einer solchen unruhigen Nacht mit vollständiger Lähmung des linken Arms. Dieser hing schlaff am Körper herab, die Hand war sehr geröthet und der Handrücken etwas geschwollen.

Das Kind konnte mit dem Arm durchaus keine Bewegung vornehmen, hob man den Arm in die Höhe, so war er schwer wie der Arm eines Todten und fiel herab, sobald man ihn losliess. Dem Gefühl nach schien er uns ein wenig kälter zu sein, der Puls in dem linken Arm war etwas schwächer als der im rechten, aber in Bezug auf Häufigkeit nicht von diesem unterschieden. Der Knabe konnte auch nicht die leichteste Bewegung mit dem Arme vornehmen, nur den Zeigefinger und den Daumen konnte er etwas beugen, oder vielmehr, er konnte damit eine zuckende Bewegung vornehmen. Die Empfindungslosigkeit war an der Streckseite des Armes bedeutender, als an der Beugeseite, am geringsten war sie nach der Radialseite zu. Hier hatte der Knabe eine dunkle Empfindung. Es wurden verschiedene Mittel angewendet. Man konnte sich anfänglich die Entstehung dieser Paralyse durchaus nicht erklären; eine genaue Untersuchung des Armes, der Schulter und der Wirbelsäule ergab gar nichts. Eine Untersuchung der Mundhöhle liess vermuthen, dass die Lähmung mit Zahnreiz verbunden sei: es fanden sich in der Mundhöhle die vordersten Milchbackenzähne halb verrottet im Zahnfleisch sitzend, und neben und unter ihnen die stramm unter dem Zahnfleisch liegenden Kanten der bleibenden Backenzähne. Wir beschlossen am nächsten Tage durch einen Zahnarzt alle die alten Zahnreste herausnehmen zu lassen, um den neuen Zähnen Platz zu machen. An demselben Tage aber traf den Knaben ein Unglück, das ihm sein junges Leben raubte. Die Eltern fuhren mit ihm zu einem Verwandten in der Nähe der Stadt, sie hatten muntere Pferde, und als sie wieder zurückfahren wollten, kletterte der Knabe voreilig auf den bereits vor dem Hause stehenden, angespannten Wagen, ehe noch der Kutscher sich auf demselben befand. Die Pferde rückten los, wurden zwar bald wieder angehalten, aber der Knabe wurde durch den Ruck des Wagens seitwärts hinabgestürzt, fiel mit dem Kopf auf einen Stein und wurde blutend und bewusstlos heimgebracht. Noch gegen Abend starb er. Es wurde eine sehr sorgfältige Leichenuntersuchung vorgenommen; es hatte ein bedeutender Einbruch des Schädels stattgefunden und zu gleicher Zeit eine Commotion des Gehirns, an der der Knabe gestorben

war. Was uns aber besonders hier interessirte, war der
Zustand des obern Theils des Rückenmarks. Dasselbe zeigte
nämlich in der Nähe der Wurzeln der Brachialnerven eine
sehr bedeutende Gefässentwicklung. Die Meningen waren
hier geröthet und die ganze Umgebung schien sich in einem
Zustande von Congestion zu befinden, wenigstens waren die
Venen hier auffallend voller und strotzender als an der entsprechenden Stelle nach rechts hin. Eine wirkliche anatomische Veränderung war weder im Rückenmark selber, noch
in den Nervenwurzeln, noch in den Brachialnerven, soweit
man sie verfolgen konnte, wahrnehmbar. Ein genaues Verfolgen der Blutgefässe aber erwies, dass die Turgescenz
der Venen sich links über die Seite der Schulter und des
Halses bis zum Antlitz hinauf erstreckte, wo alle Venen
voller und strotzender waren als an der rechten Seite.
Namentlich traten die Venen am Halse und in der Sub-
maxillargegend auffallend hervor. Es schien uns demnach
kein Zweifel obzuwalten, dass der Zahnreiz diese Ueber-
füllung der Venen bewirkt habe, ferner dass diese Ueber-
füllung sich bis auf das Rückenmark ausgedehnt, vermuthlich einen Druck auf die Wurzeln der Brachialnerven bewirkt und somit eine Lähmung des Armes erzeugt habe."

Dr. Warnatz sagt (S. 514 in Schmidts Jahrbüchern,
IV. Suppl.-Band) in Beziehung auf die Aetiologie dieser
Kinderlähmung:

„Wir stimmen Heine im Ganzen bei, nur scheint er
uns aber den Einfluss der Dyscrasien des kindlichen Alters
nicht gehörig zu würdigen. Er erwähnt sie gar nicht, und
doch spielen sie eine grosse Rolle in dem Erkranken kleiner
Kinder, mögen diese Dyscrasien, wir meinen scrophulöse
und scrophulös-syphilitische, angeboren oder erworben sein.
Sie sind von grossem Einfluss auf die Vegetation des Kno-
chensystems, und sieht man sich die der Abhandlung bei-
gefügten Abbildungen genauer an, so ist doch, wenn auch

nicht von allen, so doch von vielen der Ausdruck der
Rhachitis unverkennbar. Wir wollen damit nicht sagen, dass
diesen Lähmungen immer eine Dyscrasie zu Grunde liegt;
bisweilen ist diess gewiss so, und in den Fällen, welche
wir beobachteten, war das grossentheils ganz evident. Auch
wir sahen dabei, dass das Gehirn ohne alle Theilnahme
blieb, dass die Sinnesfunctionen ungeschmälert waren und
die eigentliche Seelenthätigkeit ungetrübt sich bewährte, dass
nur ein Rückenmarksleiden als wirksam anzunehmen war.

In den analogen, besonders von Hutin beobachteten
Fällen war der wesentliche Ausdruck der anatomischen
Erscheinungen Rückenmarksatrophie, und allerdings haben
auch sonst die Fälle Hutin's grosse Aehnlichkeit mit des
Verfassers Beobachtungen."

Ich will nun keineswegs in Abrede stellen, dass zuweilen scrophulöse und scrophulös-syphilitische Keime ohne
äussere wahrnehmbare Erscheinungen bei den kleinen Kranken vorhanden sein können, allein zur Zeit des ersten Insultes wurde, genaueren Nachforschungen und Beobachtungen
zu Folge, davon nichts bemerkt, und sie können daher bei
der Aetiologie nicht wesentlich in Betracht kommen. Mit
grösserer Entschiedenheit aber muss ich der rhachitischen
Betheiligung bei dem Krankheitsprocess widersprechen, indem man in diesem Falle doch wohl rhachitische Auftreibungen der Epiphysen oder Gelenkenden der obern oder
untern Extremitäten, Krümmungen der Röhrenknochen, die
specifischen Deformationen des Thorax, Auftreibungen des
Unterleibs, rhachitischen Schädelbau etc. hätte wahrnehmen
müssen. Von all' dem aber war in meinen Fällen nichts
zu beobachten; im Gegentheil sind, wie wir oben gesehen
haben, die Patienten vor dem primären Krankheitsanfall
meist blühende und kräftige Kinder, und haben die verschiedenen Verkrümmungen der secundären Krankheitsperiode
mit Rhachitis gar nichts Gemeinschaftliches, weil sie aus-

schliesslich Gelenkcontracturen sind; bei Rhachitis dagegen
die Knochen in ihrer Continuität deformirt sind.

Dr. v. Bräuning in seinem Schriftchen „Wiederbelebung
gelähmter Gliedmassen" sagt Seite 6 ff.: Es unterliegt keinem
Zweifel, dass die nächste Grundursache in Krankheiten des
Nervensystems, des Rückenmarks und geminderter Innervation zu suchen ist und zu finden sein wird; mag nun
letztere durch organische Veränderung, materiellen Druck
leichterer Art (— grösserer würde Tod nach sich ziehen —)
oder in krankhafter Stimmung der Nerven gegründet sein."

Sodann spricht sich Professor Vogt in seiner interessan-
ten Abhandlung folgendermassen aus: „Die Kinderlähmung
ist als das Residuum einer mit materiellen Veränderungen
in den Nervencentren oder Nervensträngen und ihren Um-
hüllungen verbundenen Krankheit zu betrachten und kann
nur in Congestion, Entzündung und in ihren weiteren Folgen bestehen."

An einer andern Stelle:

„Wir haben von der Kinderlähmung speciell nur zu
wenig Leichenöffnungen und können uns daher nur Wahr-
scheinlichkeitsschlüsse aus Analogie von andern Lähmungen
machen. Die ursprüngliche centrale Läsion der Nervenge-
bilde werden wir grösssentheils gar nicht mehr finden, oder
doch so verändert, dass die Schlüsse vom jetzigen Thatbe-
stand auf den ursprünglichen schwer und unsicher werden.
Man denke nur z. B. an die späteren Residuen von Schlag-
flüssen und Hydrocephalus acutus und deren Beurtheilung,
dann weiter an die mögliche Kleinheit der ursprünglichen
Läsion bei Kinderlähmung und deren schwierige Auffindung
im Rückenmark und den Nervensträngen; wenn sie auch
noch vorhanden und zu erkennen wären, so wird man be-
greiflich finden, dass man auch von zahlreichen Leichenöffnungen bei denselben keine Aufklärung von Belang über
ihre ursprüngliche innere Ursache zu erwarten hat."

Der verdiente Autor, welcher die fragliche Kinderlähmung eingehend behandelt und mit andern Lähmungszuständen differentiell und kritisch vergleicht, würde ohne
Zweifel unsere Lähmungsform, die sich durch ihren bestimmt
ausgeprägten und constanten Charakter so unverkennbar ab-
grenzt, mit noch mehr Bestimmtheit von allen andern vorkommenden Lähmungszuständen ausgeschieden haben, wenn
er meine weiteren, zahlreichen Erfahrungen dieser Schrift
schon gekannt hätte.

Auch die englischen Aerzte Marshall, Hall, Kenedy,
West etc. bringen die Paralyse mit Zahnreiz und zuweilen
mit remittirendem Fieber und Convulsionen, sowie mit Störungen des Darmkanals in Verbindung und wandten Inci-
sionen des Zahnfleisches an.

Shaw vermuthet, dass die Krankheit von einer plötzlichen
Veränderung im Gehirn und Rückenmark abhänge.

Dr. M. Cormac äussert sich (Journal für Kinderkrankheiten, 1843, Band I. Seite 301):

„Die *Paraplegia infantilis* ist eine sehr häufige Krankheit, welcher man nicht die Aufmerksamkeit, die sie verdient, geschenkt hat. Sie ist in der letzten Zeit ein Dutzend
mal von mir beobachtet worden, doch ist mir nicht bekannt,
wie oft sie Andern vorgekommen ist. Wenn sich also für
diese eine gleiche Frequenz herausstellt, so muss die Krankheit im Ganzen nicht selten sein. Zuweilen ist eine Extremität ergriffen, öfter beide. Das Kind ist der Kraft zu stehen
oder zu gehen völlig geraubt, oder diese ist nur theilweise
geschwächt. Bisweilen tritt die Krankheit plötzlich ein, während ein anderes Mal die Abnahme allmälig erfolgt. Diess
kann, soweit ich es beobachtet habe, während der Lactation
erfolgen, oder im zweiten, dritten oder vierten Jahr. Die
Ursachen der Krankheit sind sehr dunkel. Aus dem Verlauf
eines Falles von vollkommener Paraplegie, Unbeweglichkeit
der Extremitäten, unfreiwilligem Abgang des Urins und

Kothes bei einem Kind von zehn Monaten möchte ich auf eine krankhafte Affection des Rückenmarks, vielleicht tuberculose schliessen; in andern Fällen hatte vielleicht das Rückenmark unter einem gewissen Punkte aufgehört, seinen Nerveneinfluss auszuüben, schien aber nicht anderweitig in der Structur bedeutend verändert zu sein."

Der berühmte Dr. West, Verfasser der Pathologie und Therapie der Kinderkrankheiten, führt in der zweiten Auflage von 1857 zwanzig Fälle von Kinderlähmung in einer Tabelle auf, die in ätiologischer Beziehung auch keine positive Aufklärung geben, und wovon überdiess verschiedene gar nicht zu der fraglichen Lähmungsform gehören. Bei der Aetiologie sagt er: „Bisweilen ist der Ursprung der Paralyse auf ein *vitium primae formationis* zurückzuführen." — Ich habe dagegen die Krankheit nie angeboren, sondern immer erst nach der Geburt auftreten sehen, wie diess aus den angeführten Krankheitsgeschichten und Tabellen ersichtlich ist.

Sonderbarer Weise sagt er dann an einer andern Stelle: „Wirklich angeborene Paralyse ist seltener, als der Verlust der Bewegungskraft einzelner Glieder oder Muskeln in spätern Lebensperioden. Häufig kann man sie auf eine, wenn auch vorübergehende Gehirnaffection zurückführen, welche sich vielleicht nur durch Kopfschmerzen äusserte und von selbst wieder verschwand." Hier spricht West von dem Verlust der Bewegungskraft in spätern Lebensperioden, während die Kinderlähmung nur selten nach dem dritten Lebensjahre vorkommt.

Rilliet und Barthez beschreiben in ihrem classischen Werke über Kinderkrankheiten, worin sie meine frühere Abhandlung vielseitig benützten, diese Lähmung unter dem Namen: *paralysie essentielle.* Sie waren gleichfalls nicht in der Lage, durch Sectionen die Aetiologie aufzuklären, bewegen sich nur in subjectiven Meinungen verschiedener Schriftsteller und geben dieser Lähmung die Benennung

essentielle, die mir keineswegs die richtige zu sein scheint,
wie ich dieses später nachweisen werde. Ueberdiess-sagen
sie Seite 661 (II. Band): „Diese Vorliebe der essentiellen
Paralyse für das Alter, wo die Eclampsie und die Contractur
der Extremitäten am häufigsten sind, deutet die Analogie
der Natur an, welche zwischen diesen verschiedenen Krankheiten besteht, die Analogie, welche durch ihre Verbindung
ebenfalls bewiesen ist; so gehen, wie wir häufig Gelegenheit hatten zu bemerken, die Eclampsie und manchmal die
Contractur der essentiellen Paralyse vorher."

Letzterer Behauptung widersprechen überall meine Beobachtungen, indem die Contracturen bei meinen Patienten
ohne Ausnahme immer erst einige Zeit nach erfolgter Paralyse sich einstellte, wie diess aus dem vorhergegangenen
Abschnitt, wie aus den zahlreichen Krankengeschichten ersichtlich ist. Rilliet's und Barthez's Irrthum lässt sich nur
dadurch erklären, dass sie Fälle von *spastischer Hemiplegie*
im Auge haben, die verschiedenermassen ihren Ursprung in
materiellen Alterationen vorzugsweise des Gehirns haben,
wo die Contracturen allerdings gleichzeitig mit der primären Krankheit auftreten, wie ich im Kapitel der Diagnose zeigen und mit speciellen Krankheitsgeschichten bele-
gen werde.

Professor Bardeleben äussert sich a. a. O. Seite 877:
„Da die Affection nie zum Tode führt, so liegen nur wenige
und ungenügende anatomische Untersuchungen vor. Zwei
Sectionen von Rilliet und eine von Fliess angestellt, haben
keine Alteration von Bedeutung in den Nervencentren dar-
gethan; sie sind aber um so weniger massgebend, als die
Untersuchung sich nur auf makroskopische Veränderungen
beschränkt. Die fettige Degeneration der Muskeln, welche
das Endresultat der permanenten Lähmungen ist, wurde
schon von Lobstein auf's Genaueste beschrieben. Von den
aufgestellten Hypothesen ist nur die von Heine vertretene

anzuführen. Nach Heine's Ansicht handelt es sich um eine active Congestion nach den Häuten und der Substanz des Gehirns und vorzugsweise des Rückenmarks, welche rasch von einer serösen oder serös-albuminösen Exsudation gefolgt sei. Die Resorption des Exsudats gehe rasch vor sich, sei aber keine vollständige. Die Residuen desselben häuften sich in den untern Partien des Rückgratkanals an und wirkten hier als drückendes Moment fort.

Gegen eine materielle Veränderung in der Substanz des Gehirns und für eine Affection des Rückenmarks spricht der Mangel andauernder Gehirnsymptome, die Integrität der Sinnesorgane, der Intelligenz, endlich das schnelle Erlöschen der elektro-muskulären Contractilität, welche letztere bei denjenigen Paralysen, welche von der Substanz des Gehirns ausgehen, sich Jahrelang durchaus normal erhält, während das Rückenmark sich wie ein Nerv zu verhalten pflegt, dessen Läsion in der zweiten bis dritten Woche einen Schwund der elektro-muskulären Contractilität in den gelähmten Muskeln zur Folge hat."

Gleichfalls abweichend von meiner Ansicht werden von Manchen Erkältungen und rheumatische Affectionen als ätiologische Quelle der angegebenen Krankheit bezeichnet: Bouchut führt diese Ursachen in seinem Werke über „Kinderkrankheiten," übersetzt von Bischof, Würzburg 1854, an, indem er Seite 186 bemerkt, dass er diese Krankheit nur dreimal beobachtet habe, und nennt sie die idiopathische Paralyse; er findet nämlich die wichtigste Ursache in der Erkältung der Glieder; z. B. langes Sitzen auf einer kalten steinernen Bank bei kleinen Kindern mit schlechter Bedeckung der Arme und Beine sei eine gewöhnliche Ursache der partiellen Paralyse, die sich auf einzelne Muskeln eines Gliedes beschränkt.

Ohne dem genannten Einfluss jede schädliche Wirkung absprechen zu wollen, kann ich ihm bei der so tief eingrei-

fenden Natur unserer Lähmung und ihren schweren Folgen die
ihr von B o u c h u t beigelegte Bedeutung nicht zuerkennen.
Dr. R o s s tritt der Lokalisirung des Exsudationsprocesses
im Rückenmark entgegen und weist ihm statt dessen seinen
Sitz im Gehirne an und stützt sich dabei auf seine Beobachtungen. Er sagt Seite 22 seines oben angeführten werth-
vollen Schriftchens: „Vorderhand erscheint noch fraglich, ob
der Sitz der Lähmung im Rückenmark oder im Gehirn zu
suchen sei; denn dass diese Lähmungen des Kindesalters
oder aus dem Kindesalter nicht peripherischer Natur sind,
dazu bedarf es wohl nur der Hinweisung auf die Beobachtung. Freilich halten die Schriftsteller über Kinderkrankheiten, z. B. R i l l i e t und B a r t h e z, die diese Lähmung als
paralysie essentielle beschrieben haben, W e s t und auch B o u -
c h u t sie dafür; aber diese Schriftsteller haben die H e i n e'-
sche Arbeit, obgleich sie dieselbe anführen, zu wenig beachtet und verschulden dadurch, dass sie auch von ihren
Lesern weniger beachtet wurde, als sie es verdient. H e i n e
will auch diese Lähmung als eine besondere Klasse von den
übrigen getrennt wissen, aber führt sie aufs Rückenmark
zurück, indem er als ihren häufigsten Grund eine seröse
Exsudation an den vordern Rückenmarkssträngen annimmt.
R o m b e r g adoptirt diese Ansicht und gibt ihr dadurch das
Gewicht seiner grossen Autorität. Mein geehrter College
führt sodann zur Begründung seiner Ansicht namentlich ein
gerade in seiner Anstalt befindliches gehirnkrankes Mädchen
mit klonischen Spasmen der Fingerbeuger und Strecker des
rechten geschwächten und um 2 Zoll verkürzten Armes und
Versteifung der Oberschenkelbeuger sowie der Achillessehne
des geschwächten rechten Beines an. Dass mein College es
hier mit einer vom Gehirn ausgehenden Paralyse zu thun
hat, geht aus der ganzen Erzählung der Krankheit hervor,
allein ebenso klar ist, dass dieser Fall gar nicht zu der von
mir beschriebenen Kinderlähmung gehört, weil in allen von

mir angeführten und beobachteten Fällen meiner Krankheitsform weder Störung der Geistes- und Sinnesfunctionen, noch
gleichzeitige dauernde Affection eines Armes und eines Beines der gleichen Seite, noch klonische Spasmen irgend welcher Muskeln vorkamen. Ferner bemerkt Ross, dass allerdings die Erhaltung der Sensibilität in den gelähmten Theilen,
sowie das Freibleiben der Blase und des Mastdarms etc. auf
das Rückenmark zu deuten scheinen, aber es fänden sich
gerade bei Encephalopathien der Erwachsenen dieselben Verhältnisse. Indem ich dieses zugebe, füge ich bei, dass ich
auch viele Kinder mit Cerebralparalysen und gleichzeitiger
Integrität der Empfindung beobachtet und behandelt habe,
allein man wird aus den gleichfalls angeführten zahlreichen
Beobachtungen dieser letzteren Art sich überzeugen, dass
hier dem Leiden aus andern wichtigen Gründen eine noto-
rische Gehirnaffection zu Grunde gelegen; überdiess sind die
Contracturen bei denselben spastischer Natur, was bei unserer Kinderlähmung nicht der Fall ist. Mit dem Schluss-
satz des Dr. Ross: „es ist übrigens ein Glück für die armen
Kranken, dass während wir noch über den Sitz ihrer Krankheit disputiren, wir ihnen doch noch so viel helfen können,"
bin ich ganz einverstanden.

Auch aus dem im Journal für Kinderkrankheiten von
Behrend und Hildebrand (Januar- und Februarheft 1859)
enthaltenen umfangreichen Aufsatz über Paralyse der Kinder
von Dr. Bierbaum erhalten wir keine pathologisch-anatomischen Untersuchungen, sondern gleichfalls nur subjective
Meinungen über die Aetiologie dieser Krankheit, und ist
auch bei dieser sonst schätzenswerthen Abhandlung nur zu
bedauern, dass verschiedene von meiner Lähmungsform wohl
zu unterscheidende Paralysen mit einander zusammengeworfen sind, wodurch statt Aufklärung nur Verwirrung in dieses
noch dunkle Gebiet gebracht wird.

Blicken wir nun aber auch auf die secundären Erscheinungen dieser Kinderlähmung zurück, so ergeben sich hier insbesondere mehrere wesentliche Momente, die meine Annahme von dem wahrscheinlichen Sitze derselben im Rückenmark und seinen motorischen Nervenwurzeln unterstützen. Vor Allem:

1. Die vollständige Integrität der Cerebralfunctionen. Bei keinem der von mir beobachteten und behandelten Fälle dieser Kinderlähmung zeigten sich Symptome von Störung der Geistes- und Sinnesthätigkeiten.

2. Im Gegensatz zu manchen Paralysen von peripherischem Sitze das ganz unmittelbare Aufeinanderfolgen der Lähmung auf die allgemeinen und centralen Krankheitserscheinungen, wie Fieber, Congestionen, Convulsionen etc.

3. Ihre häufige Verbreitung und Lokalisirung auf die beiden untern Extremitäten, von welch' paraplegischen Fällen die Fälle von Paralyse nur einer untern Extremität (Hemiplegie), die häufig nur die dauernden Ueberreste einer anfänglichen Paraplegie darstellen, sowie die Fälle von partieller Lähmung, bei denen gewisse Krankheitssymptome doch gewöhnlich auf die Extremität in ihrer ganzen Ausdehnung sich beziehen, ihrerseits unmöglich getrennt werden dürfen.

4. Die grosse Intensität dieser Paralyse, welche sich, wie wir oben gesehen haben, in vielen Fällen auch durch gleichzeitige Lähmung der Muskeln des ganzen Oberkörpers, und, wenn sie sich auch später wieder vermindert, nichtsdestoweniger häufig als dauernde Paralyse des Spinalsystems manifestirt, wovon dann die bedeutende, von andern Scoliosen wesentlich verschiedene, charakteristische Verkrümmung der Wirbelsäule und nicht selten eine ungeheure Deformation des ganzen Oberkörpers, die deutlich den paralytischen Typus in sich trägt, die Folge sind. (Vergl. die Abbildungen.)

5. Die bedeutende Atrophie, sowie die damit parallel gehende grosse Temperaturabnahme und auffallende Kälte der gelähmten Glieder — Momente, deren Beweiskraft für unsere Theorie einerseits durch deren geringe Ausbildung bei motorischen Cerebralparalysen, andererseits aber unter Anderem durch die Versuche von Professor B u d g e erhärtet wird, welcher die bedeutende Influenz des Rückenmarks auf die Körperwärme aus Ergebnissen der Durchschneidung dieses Organs bei Kaninchen abstrahirt hat.

6. Die zuweilen unter denselben Erscheinungen vorkommende vollständige Paralyse eines Arms und die in einem solchen Falle oben durch Section nachgewiesene materielle Affection derjenigen Stelle des Rückenmarks, von welcher der Plexus brachialis abgeht.

7. Der gänzliche Mangel aller galvanischen Reaction und elektrischen Contractilität der gelähmten Muskeln, wie diess unter Anderen D u c h e n n e's und meine eigenen vielen elektromagnetischen Versuche in allen bedeutenden Fällen dieser Kinderlähmung bewiesen haben, eine Erscheinung, die den Rückenmarkslähmungen in hohem Grade zukommt, im Gegensatz zu der grossen Sensibilität und Schmerzhaftigkeit gegen derartige Reize bei cerebralen Lähmungen, ebenso aber auch im Gegensatz zu einer bloss peripherischen, idiopathischen Nervenaffection, wie sie R i l l i e t unsern Paralysen zu Grunde legt. Demgemäss bediente sich auch ein Arzt zur Diagnose der verschiedenen Lähmungen des lokalisirten voltaelektrischen Inductionsstroms. (*Duchenne électrisation localisée.*)

8. Die allgemeine Annahme der Schriftsteller, dass bei mehreren Paraplegien mit gänzlichem Verlust des Stehens und Gehens in der Regel höchst wahrscheinlich das Rückenmark materiell erkrankt ist, und die dafür vorhandenen pathologisch-anatomischen Belege, womit dann die Verhältnisse bei den hemiplegischen und partiellen Formen unserer

Lähmung, die ja aus ihrer Zusammengehörigkeit mit den paraplegischen nach allen ihren Erscheinungen und Charakteren und schon wegen ihres ganz gleichen Entwicklungsgangs unmöglich gelöst werden dürfen, in der Weise in Einklang zu bringen sind, dass wir für dieselben eine einseitige oder mehr lokalisirte Affection des Rückenmarks anzusprechen haben.

9. Gegenüber der Annahme einer peripherischen Affection die Unheilbarkeit der Paralyse als solche.

10. Endlich lässt ein einziger Blick auf die beigegebenen Zeichnungen solcher paralytischen Patienten und ihres äussern Habitus eine tiefer liegende Affection der Centren, wenn nicht schon des Rückenmarks, vermuthen.

Um nun aber im Anschluss an die aufgezählten Momente für die spinale Natur unserer Lähmung zu deren weiteren Bestätigung das Wenige, was wir aus der pathologischen Anatomie erfahren, zu benützen, sei es mir gestattet, theils allgemeinere Aufschlüsse der Anatomie der Lähmungen überhaupt, insofern sie eine engere Anwendung auf die vorliegende ziehen lassen, theils auch einige specielle Fälle von Paralysen mit ihren Sectionsergebnissen hier aufzuführen, welche ihrer Natur und der Analogie der Erscheinungen nach, wie sie sich aus ihren Beschreibungen herausstellen, kaum von unsern Lähmungen zu trennen sein dürften, und denen zur directen Zusammenstellung mit den unsrigen vielleicht als einziger Mangel eine entsprechende Deutung und die Benennung mit dem rechten Namen abgeht. Sie dürften daher ganz geeignet sein, die Stelle von Sectionsresultaten bei von mir selbst beobachteten unzweifelhaften Fällen dieser Paralyse zu ersetzen und das Kapitel der pathologischen Anatomie in unserer Monographie zu vertreten.

Was zunächst im Allgemeinen die anatomischen Beobachtungen der Schriftsteller über Erkrankungen des Rückenmarks in Verbindung mit Lähmungen betrifft, so können wir daraus, wenn nicht schon für die primäre, so doch für die secundäre Veränderung desselben bei unserer Paralyse Schlüsse ableiten. Für die letzteren müssen wir hauptsächlich die Fälle von Atrophie des Rückenmarks und seiner Theile, soweit sie nachgewiesen wurden, in Betracht ziehen. Diese, mit ihren Sectionen in der Literatur in ziemlich geringer Anzahl vertreten, fanden sich stets mit Paralyse des Muskelsystems und Atrophie desselben in Folge geschwächter Innervation verbunden. Selten war das Rückenmark in seiner Totalität atrophisch, gewöhnlich nur die eine Hälfte oder ein Strang, am öftesten der vordere, der den motorischen Nerven zum Ursprung dient, welche in diesem Falle auch selbst und zwar in ihrer Nervensubstanz mit Erhaltung des Neurilemms geschwunden waren. Drei Fälle von Cruveilhier und Aran, wo die vorderen Rückenmarkswurzeln atrophisch waren mit gleichzeitiger Paraplegie und Muskelschwund, sind in dem *Musée Dupuytren* zu Paris aufbewahrt; von Rückenmark selbst verlautet dabei nichts. Ueber die Atrophie der paralytisch afficirten Theile führt Otto in dem ersten Bande seiner pathologischen Anatomie aus zusammengestellten Sectionsbefunden von früher an langwierigen Lähmungen der Gliedmassen leidend gewesenen Individuen an, dass fast alle, selbst die festesten, wie Knochen und Knorpeln, schwinden können. Am längsten widersetzen sich die Nerven, obgleich auch diese endlich der Atrophie nicht mehr zu widerstehen im Stande sind.

Aehnliche Ansichten und Beobachtungen finden sich bei Voigt, Meckel, Lobstein, Cruveilhier. Olivier bemerkt in der dritten Ausgabe seines Werkes über die Krankheiten des Rückenmarks Band II. Seite 443:

„Si l'age produit souvent ce changement dans le volume de la moëlle épinière, il peut resulter aussi de l'inaction prolongée de cet organe, et il se passe ici, ce qu'on observe en général dans les parties du corps condamnées à un repos prolongé. Ainsi d'après les reflexions que fait Morgagni au sujet d'une observation rapportée par Wepfer, il paraît, qu'il avait remarqué souvent, que la moëlle épinière des individus hémiplégiques depuis longtemps, est diminuée sensiblement de volume dans toute l'étendue de la moitié latérale qui correspond au côté affecté." [1]

„Il cite dans la même lettre l'observation de Salzmann, qui a vu la moëlle épinière d'un homme mort à la suite d'une paralysie des membres inférieurs, entièrement désséchée dans les vertèbres supérieures des lombes, et une grande partie des nerfs lombaires était affecté de la même manière." [2]

„Chaussier a trouvé aussi ces nerfs dans un état d'atrophie et d'endurcissement." [3]

S. 444. „Quand l'altération qui produit la paraplégie existe pendant plusieurs années, la moëlle est ordinairement atrophiée au-dessous du point désorganisé: ce changement à été noté dans l'observation CXXI. J'ai eu l'occasion de le remarquer assez souvent chez les paraplégiques."

Auch Hutin äussert sich in der erwähnten Sammlung Seite 6 und ferner auf ähnliche Weise, wie folgt: „Die Schriftsteller, welche sich insbesondere mit Untersuchungen über pathologische Anatomie beschäftigt haben, geben nur sehr wenig Beobachtungen über Atrophie des Rückenmarks; einige scheinen sie niemals gefunden zu haben oder keinen Fall derselben zu kennen. In der That ist diese Störung nicht überaus häufig, aber sie ist indessen nicht so sehr selten, als man im Allgemeinen glaubt." Ferner: „Die Atrophie des Rückenmarks bildet zahlreiche Abstufungen zwischen den beiden Extremen dar; bald beschränkt sie sich wirklich auf eine höchst unmerkliche Verminderung dieses

---

[1] De sedib. et caus. epist. 11, sect. 10.
[2] Ibid sect. 25.
[3] Traité de l'encéph. Paris 1807, in 8. pag. 153.

Organs, wie es bei einer Mehrzahl der Greise stattfindet,
ein anderes Mal dagegen ist es um ein Drittel, um die Hälfte, ja
selbst um drei Viertel seines normalen Volumens geschwunden. Bei den Beobachtungen, die wir über Atrophie des
Rückenmarks anführen werden, wird man sehen, dass diese
Störung am gewöhnlichsten nur eine der Seiten oder nur
einen mehr oder weniger ausgedehnten Theil des Nervenorgans
ergreift und dass sie sich im Allgemeinen weit häufiger in
dem untern Ende als in der Cervical- oder Hirngegend be-
mérklich macht; bei Greisen selbst ist sie immer unten bedeutender als oben."

Stellen wir das Aufgeführte durch Anticipation mit den
Sectionsbefunden der drei nachher zu erwähnenden Lähmungsfälle zusammen, so finden wir in diesen noch deut-
lichere Anhaltspunkte. Bei dem einen von fünf Jahren, wo
die Lähmung noch neueren Ursprungs war, fand man un-
zweifelhafte Reste der primären Affection in einer festen
sulzigen Pseudomembran längs des ganzen Rückenmarks;
bei der zweiten Lähmung eines achtjährigen Mädchens, also
schon etwas älteren Datums, ausser den Veränderungen von
Schwund der paralysirten Extremität, wie sie in allen drei
Fällen hervortraten, noch Atrophie der Nerven derselben,
von ihrer Endausbreitung bis hinauf in die vordern Wurzeln
zum Rückenmark; und in dem dritten ältesten Fall von
neunundvierzig Jahren mit der längsten Dauer der Lähmung
von dem achten Dorsalnervenpaar an im ganzen untern
Theil des Rückenmarks zunehmende Verminderung des Volumens und Atrophie zumal der grauen Substanz. Bringen
wir diess Alles nun in Beziehung zu unserer Kinderlähmung,
bei der die äusserlich sichtbaren Veränderungen, der Muskel-
Gefäss- und Nervenschwund etc. ganz ähnlich sind wie in
jenen Fällen, bei der das Tiefeingreifende der Erkrankung
schon ursprünglich in dem plötzlichen Auftreten unter so
heftigen Allgemeinerscheinungen sich kundgibt, bei der das-

selbe später durch die gänzliche Unheilbarkeit der Lähmung
sich bestätigt und damit eine centrische Affection kaum läug-
bar macht, so werden wir nach all dem auch bei dieser
Kinderlähmung mit dem gleichen Rechte auf eine Alteration
des Rückenmarks, mag sie zunächst bestehen in was sie
wolle, hingewiesen; eine Beziehung, wie sie allerdings für
die Paraplegien wenig mehr bestritten wird, sofern man
diese Formen überhaupt als Regel auf das Rückenmark zu
beziehen gelernt hat, ja Manche haben nur den Fällen von
gleichzeitiger Paralyse der Oberextremitäten einen cerebralen
Ursprung vorbehalten.

Auch R i l l i e t und B a r t h e z bekennen in ihren Kinderkrankheiten, wo sie für die essentielle oder idiopathische
Natur unserer Paralyse in die Schranken treten, „dass in
denjenigen Fällen, wo die beschriebene Lähmung nicht eine
bloss partielle ist, sondern unter paraplegischer und hemi-
plegischer Form sich darstellt, die Sache sehr kitzlich sei
und man in diesem Falle eine Affection des Gehirns oder
des Rückenmarks fürchten könne."

Gehen wir nun aber auf die anatomisch-physiologischen
Verhältnisse des Rückenmarks etwas ein, so sehen wir, dass
dasselbe erfahrungsgemäss die meisten der harmonischen
Muskelbewegungen, Beugung, Streckung, Adduction u. s. w.
vermittelt, dass es als nächste Einmündungsstelle des grössten Theils der peripherischen Nervenstränge deren Primitivfasern in sich aufnimmt; und zwar wie, je höher hinauf,
desto grösser auch die Sammlungen derselben aus den verschiedenen Körpertheilen in diesem Centralorgan wird. Dabei
geht der grösste Theil, wenn nicht die Gesammtheit der
Primitivfasern der rechten Seite in der rechten Rückenmarkshälfte fort und die der linken in der entsprechenden
linken Hälfte. In jeder derselben ist es aber vorzugsweise
die graue Substanz, welche die Primitivfasern der Nervenwurzeln aufnimmt und als vorwiegende Trägerin der

motorischen Thätigkeit die Erregung hauptsächlich nach der
Richtung der Länge des Rückenmarks leitet; und wenn in
einigem Widerspruch damit nach den neuesten Untersuchungen eine Leitung nach allen Richtungen, also auch *ad latus*
anzunehmen ist, sofern quere Zusammenhänge unter den
Wurzel- und Markfasern anatomisch unzweifelhaft geworden
sind, so vermag diess doch die Thatsachen, welche von der
grossen Isolirbarkeit der Reize bei ihrer Fortleitung durch
einzelne Stränge des Marks zeugen, so räthselhaft sie uns
bleiben, nicht zu entkräften. Eine Unterbrechung dieser
Leitung im Rückenmark durch irgend welche Continuitäts-
störung oder Druck hat eine Aufhebung der Muskelthätigkeit, soweit sie von unterhalb abgehenden Nerven influirt
ist, zur Folge und jede Quertheilung grauer Substanz wirkt
gerade so, als ob an den gleichen Stellen das gesammte
Rückenmark dieser Einwirkung ausgesetzt worden wäre.
Der daraus hervorgehende bedeutende Einfluss der grauen
Substanz macht es somit leicht denkbar, dass die Verletzung
ihrer Elemente, z. B. durch centrale Erweichung, Rückenmarksdarre etc. dieselben Lähmungssymptome wie Vernich-
tung des ganzen Rückenmarks hervorruft.

Wenn wir nun diess alles wissen, wenn weiter nachgewiesen ist, dass die graue Substanz so sehr blutreich und
daher Zufällen von Blutüberfüllungen capillärer Extravasate
oder von Ernährungsanomalien so leicht ausgesetzt ist, wenn
wir dazu ein Sectionsergebniss einer Lähmung besitzen,
welches Atrophie der grauen Substanz als Ursache der Paralyse nachweist, was sollte noch im Wege stehen, die Beeinträchtigung der Motilität in unseren Fällen aus der gleichen
Quelle herzuleiten, was uns hindern, auch für sie anzunehmen, dass primär irgend ein acuter Process eingetreten,
welcher eine Alteration der grauen Substanz und damit eine
Unterbrechung der motorischen Leitung und Lähmung der
untern Extremitäten zur Folge gehabt habe, ein Process,

der durch seinen störenden Einfluss auf die nutritiven Verhältnisse dieser Substanz, secundär Atrophie derselben, nach sich ziehen musste? Wenn man aber diese Sätze zunächst nur für die paraplegischen Formen gelten lassen wollte, so frage ich, wie und warum wir bei den hemiplegischen und partiellen Lähmungen, welche durch alle Verhältnisse hindurch, durch dieselben specifischen Erscheinungen, die gleiche Zeit und Art der Entstehung etc. ihre wesentliche Identität mit den paraplegischen beurkunden, warum wir bei diesen berechtigt sein sollen, in Bezug auf das alleinige Verhalten ihrer Aetiologie eine Verschiedenheit anzunehmen? Ich möchte weiter gehen, ich möchte auch auf directerem anatomischem Wege die halbseitigen und partiellen Formen auf eine Erkrankung nur einer Seite des Rückenmarks und seiner grauen Substanz oder nur einzelner Stränge desselben zurückführen, und die Möglichkeit einer solchen wird Angesichts der erwähnten Erfahrung, dass das Rückenmark viel seltener in seiner Totalität als partiell erkrankt, sowie Angesichts noch weiter anzuführender Momente gewiss zugestanden werden müssen. Wie wir schon angedeutet haben, influirt die rechte Hälfte des Rückenmarks auf die rechte, die linke auf die linke Körperhälfte, und das Ergebniss einzelner Versuche macht es wahrscheinlich, dass im Marke zwischen den kinesodischen Systemen für die beiden Körperhälften irgend eine tiefere und vermuthlich räumliche Trennung besteht, wenn es bis jetzt auch noch nicht gelungen ist, diese aufzufinden. Ausserdem dürfte noch für einen gewissen Grad von Selbstständigkeit der beiden Rückenmarkshälften in Bezug auf physiologische und pathologische Vorgänge vielleicht das ursprüngliche Getrennt-Vorhandensein der beiden Hälften im Fötalzustand in Rechnung gezogen werden, deren Verschmelzung erst späterhin vor sich geht.

Es ergibt sich nach dem Gesagten aus diesem Verhalten

die Denkbarkeit irgend einer Alteration der einen Rückenmarkshälfte oder gar einzelner Stränge, welche bei der
Ausschliessung einer Uebertragung (insofern der eigentliche
Erregungsvorgang im Stande ist, sich vollkommen isolirt in
einer Faser fortzupflanzen, ohne zum Reiz für eine benach-
barte Faser zu werden) eine Lähmung der zugehörigen
Nervenprovinzen zur Folge haben würde. Zu einiger Bestätigung dieser Anschauung, sowie für eine Bestimmung
des muthmasslichen anatomischen Sitzes der Erkrankung bei
Lähmungen mögen folgende für unsere Betrachtung nutz-
bare Sätze dienen, welche Dr. Schiff als Resultate vieler
Versuche in seiner Physiologie neuerdings aufstellt. Er fährt
S. 293 fort: „vollständige Paralyse in allen Körpertheilen
unter einer in beschränkter Längenausdehnung erkrankten
Markstelle kann auftreten: 1) einmal ohne alle Beschränkung der Sensibilität und sogar nur mit einem gürtelförmig um
das Niveau der leidenden Stelle herumziehenden Schmerz,
bei blosser Compression des Marks durch Erweiterung der
Gefässe mit Erguss, Exsudat oder Leiden der Markhüllen.
2) Ohne Beschränkung der Sensibilität und ohne allen gür-
telförmigen Schmerz muss vollständige Paralyse auftreten
bei Leiden der Vorder-Seitenstränge und der gesammten
kinesodischen Substanz (wenn letztere isolirt ohne die ästhe-
sodische ergriffen werden kann). Weiter 3) Paralyse tritt
auf bei Leiden der Vorderstränge und der gesammten grauen
Substanz. Hier ist auch die Schmerzempfindlichkeit ganz
verloren, die Tastempfindlichkeit aber erhalten. Endlich
sagt er 4) Leiden der kinesodischen Substanz und einzelner
Faserungen der Vorderstränge bedingen eine nur auf bestimmte Theile — mit Uebersprigung anderer — beschränkte
Paralyse." An einer andern Stelle fügt er noch hinzu:
„Wenn übrigens die ganze graue Substanz und der Vorder-
strang der einen Seite desorganisirt sind, so muss auf dieser
Seite Hemiplegie entstehen." Wollte man aber den beiden

letzten Sätzen nicht unbestritten Geltung zugestehen, wollte
man den Einwurf erheben, es sei eine Alteration einer
Rückenmarkshälfte ohne Beeinträchtigung der andern zumal
durch Druck an dem kleinen Organe bei Kindern nicht an-
nehmbar, so sage ich, die Veränderung kann ja eine mole-
kuläre, mikroskopische, auf die Nachbarschaft nicht durch
Druck wirkende sein, und sollte uns auch dieses Argument
im Stich lassen, so bringe ich die nicht so seltenen Fälle
von tuberculöser *Meningitis cerebralis* zur Vergleichung, wo
beiderseits Exsudate aufgefunden wurden und doch nur einseitige Lähmung vorhanden war und weise auf die Möglichkeit eines analogen Verhaltens im Rückenmarke hin. Ob
die in neuerer Zeit von Rokitausky bei Krankheiten des
Centralnervensystems entdeckten Bindegewebswucherungen
auch bei meinen Paralysen vorkommen dürften, muss dahin
gestellt bleiben.

Wenn ich es so versuchte, auch aus den vorerwähnten
anatomischen Thatsachen und auf Experimente gegründeten
Erfahrungen meine Ansicht von dem spinalen Ursprung unserer Lähmungsformen, die demnach nur gradweise Abstufungen einer Erkrankung darstellen, zu unterstützen, so bin
ich weit entfernt, wie es vielleicht scheinen möchte, bestimmte Theile des Rückenmarks als regelmässigen Sitz der
primären Affection zu erklären und in dieser oder jener bestimmten Art von materieller Veränderung dieselbe zu erkennen; bei dem jetzigen Stande der physiologischen und
pathologischen Anatomie des genannten Organs kann ich
nicht gemeint sein, über diese Punkte etwas anderes als
Vermuthungen auszusprechen. Nur das kann ich als in eine
in mir zur festen Ueberzeugung gewordene Ansicht nicht
unterdrücken, dass es nicht das Gehirn, nicht die peripherischen Nerven, sondern das Rückenmark (ganz im Allgemeinen gesprochen) ist, auf das wir unsere *Paralysis infantilis* zurückzuführen haben. Und fehlte uns jeder anatomische

Beweis, die Constanz der Symptome bei mehr als 150 Fällen treuester Beobachtung, welche alle auf jenes Organ hindeuten, sie wäre kein zu verachtendes Gewicht in der Abwägung meiner Schlüsse und einer auf die Symptomatologie eines so reichen Materials basirten Anschauung dürfte das Recht zukommen, für die Lücken der pathologischen Anatomie selbst einzustehen. Genügen die aufgeführten anatomischen Belege (und ich selbst, der ihre Mangelhaftigkeit beklagen musste, kann sie nicht für allein beweisend oder an sich erschöpfend halten), den Einen oder Andern nicht, so dürften solche doch nicht im Stande sein, für ihre abweichenden Ansichten überzeugendere Thatsachen an deren Stelle zu setzen, ja auch nur mit ihren Beweisen durch alle Verhältnisse hindurch in gleicher Weise auszureichen. Mögen Solche, welche unsere Paralysen gar zu gern mit „essentieller Kinderlähmung" bezeichnen, — ein Name, der heutzutage so gangbar ist, weil er der Mühe überhebt, in das Wesen des Leidens einzugehen, — mögen sie etwaige Sectionen vorbringen, wo keine organische Veränderung der Nervencentren zu finden war, so verweise ich sie auf die nähere mikroskopische Untersuchung, und wo auch diese unfähig wäre, uns Aufschlüsse zu geben, so sage ich, sind wir doch nicht befugt, die derzeitige Unzulänglichkeit derselben bei feineren, dem Auge noch verborgenen Alterationen als ein Fehlen der letzteren auszulegen.

Wenn ich nach dem Gesagten mich nicht davon lossagen kann, die Beziehungen unserer Krankheit zum Rückenmark hervorzuheben, so wollte ich darin nur in bescheidener Weise meiner eigenen Ueberzeugung, nicht sowohl über die Art, als den Sitz der zu Grunde liegenden Störung, Ausdruck verleihen. Und sollte der einzige praktische Nutzen dieses Vorgehens darin bestehen, dass durch die erneute Anregung der Aufmerksamkeit der Aerzte die Zahl der Sectionen unserer Fälle vermehrt und ein endgültiges

Resultat daraus gewonnen würden, so dürfte ich mich schon mit diesem Erfolg vollkommen zufrieden geben.

In Anbetracht der aufgezählten Momente habe ich durch die Beistimmung verschiedener Schriftsteller gestützt und im Vertrauen auf meine Erfahrungen, dieser Lähmungsform den Namen *Paralysis infantilis spinalis* gegeben und halte aus denselben Gründen (wie ich noch später eines weitern erörtern will) bei aller Achtung vor Rilliets Autorität auf dem Gebiete der Kinderkrankheiten, seine so mannichfach adoptirte Benennung „Paralysie essentielle", sowie dem von Bouchut gewählten Namen: *„Paralysis idiopathica"* für unrichtig. Ich führe nun nachträglich aus der mir bekannt gewordenen Literatur die Sectionsergebnisse der schon mehrfach angezogenen drei Lähmungen an, deren Zusammengehörigkeit mit dem unsern wenn nicht *stricte* erweisbar, so doch mehr als wahrscheinlich ist; sie betreffen hemiplegische und einen paraplegischen an anderen Krankheiten gestorbene Individuen.

1. Fall.

Longet Anat. et physiol. du syst. nerv. T. I. p. 358 gibt eine genauere anatomische Untersuchung der Muskeln und Nerven im paralytischen Klumpfuss bei einem achtjährigen Mädchen.

Die Zehenstrecker und Peronaei waren verlängert und vollkommen gelähmt, der dreiköpfige Waden-, der vordere und hintere Schienbeinmuskel mässig zusammengezogen und ebenso wie die Zehenbeuger im Besitze ihres Contractionsvermögens. Das ganze Bein war merklich abgemagert, die Sensibilität normal. Die Operation des Klumpfusses hatte in kurzer Zeit guten Erfolg, allein das Kind wurde von den Pocken befallen und starb sechs Wochen darauf an Noma.

Leichenbefund. Die Achillessehne und die Sehne

des vorderen Tibialis waren vollständig vereinigt. Sehr auffallend war die Blässe der gelähmten Muskeln, während die übrigen eine fast normale Farbe hatten, obgleich etwas bleicher als am gesunden Fusse. Die Blässe dehnte sich auch auf einige Muskeln des Oberschenkels aus, auf den *Biceps, Vastus externus, Tensor fasciae latae.* In den beiden ersten zeigten sich rothe Muskelbündel neben blassen; die Entfärbung nahm die ganze Länge der Fasern in den Muskelbündeln ein; die Nerven des rechten Beins waren dünner als die der linken Extremität; das Rückenmark zeigte keine bemerkbare Veränderung, ebenso wenig das Gehirn, allein die vorderen Wurzeln der den rechten Ichiaticus bildenden Lumbar- und Sacralnerven hatten kaum ein Viertel des Durchmessers der entsprechenden Nerven der linken Seite, während die hintern Wurzeln auf beiden Seiten von normaler Dicke waren. Die atrophischen Wurzeln hatten eine braune, fast ockerähnliche Farbe. Nur eine unter ihnen war der Atrophie und Entfärbung entgangen.

2. Fall.

Dr. Berend beschreibt in seinem Bericht (1855) einen Fall von Paralyse der rechten untern Extremität *Varus paralyticus*, nebst Obductionsbefund:

„F. B., fünf Jahre alt, aus Newyork, Kaufmannssohn, litt schon im ersten Lebensjahre, wahrscheinlich in Folge einer Meningitis, an einer Lähmung der rechten untern Extremität und einem paralytischen Klumpfuss derselben Seite. Der Knabe konnte nicht allein gehen, knickte dabei nach vorn und rechts um, senkte das Becken und setzte den rechten Fuss mehr mit dem äussern Rande auf. Auch die Beugung und Streckung des Unterschenkels geschah mehr mechanisch, durch Resistenz mittelst der Fussspitze. Das Stehen war ohne Anhalt möglich, doch senkte sich dabei das Becken, und die kranke Extremität wurde etwas abducirt,

der kranke rechte Oberschenkel mass in seiner Mitte 8¼″,
der gesunde 11½″; der kranke rechte Unterschenkel in
der Mitte 5″, der gesunde 8″. Der linke Fuss hatte eine
geringe Valgusbildung. Die Temperatur der kranken rechten
Extremität erschien, namentlich am Fusse selbst, vermindert.
Patient starb in Folge eines hinzugetretenen Hirnleidens.
Die im Beisein des k. k. geheimen Raths Schlemm, Privat-
docenten Dr. Remack von Berend gemachte Obduction
ergab Folgendes:

Bei der Eröffnung des Schädels war die harte Hirnhaut
nirgends mit dem Cranium verwachsen, die ganze Oberfläche des Gehirns war mit venösen Gefässen stark injicirt,
sonst aber trocken und nirgends ein Exsudat. Dagegen befand sich sowohl an der Basis cranii als in sämmtlichen
Hirnhöhlen, eine grosse Menge seröser Flüssigkeit. Der
ganze Raum von den Sehnerven bis zu den Corpora pyra-
midalia war mit einer festen, etwas sulzigen Pseudomembran
bedeckt, welche sich nicht eben leicht ablösen liess und
sich von da noch weiter über die vordere und hintere Fläche
des genau herauspräparirten Rückenmarkes bis zur Cauda
equina erstreckte. Erweichte oder tuberculöse Stellen wurden nirgends, weder im grossen noch im kleinen Gehirn
wahrgenommen und somit die Vermuthung einer Meningitis
tuberculosa nicht bestätigt. Dagegen ward es wohl evident,
dass die vorzugsweise auch mit an der Basis obgewaltete
und von mehr schleichendem Verlaufe charakterisirte Hirn-
entzündung die Todesursache geworden war. Dass die Pseudomembran als alter Krankheitsrest die Paralyse veranlasst
habe, blieb nicht unwahrscheinlich. Die genauere Section
der rechten kranken sehr abgemagerten, untern Extremität
ergab gegen die gesunde keinen wesentlichen Unterschied
in Bezug auf das Lumen und den Umfang der Gefässe und
Nerven.

Das Fettpolster der Oberhaut war ziemlich reichlich,

dagegen traten die im Leben als paralytisch erkannt gewesenen Muskeln schon durch ihre ausserordentliche blasse Farbe auf das Auffallendste hervor. War auch die gesammte Muskulatur des Ober‑ und Unterschenkels verhältnissmässig atrophisch, so hatten doch die nicht paralytischen Muskeln ihre ursprüngliche rothfaserige Beschaffenheit vollständig sich erhalten, während die im Leben unthätigen, ausser einer relativ noch grösseren Verminderung des Volumens eine sehr bedeutende Blässe zeigten, Diess betraf am Oberschenkel den *Vastus externus*, *Rectus femoris* und *Tensor fasciae latae*; am Unterschenkel den äussern Bauch der *Gastrocnemii*, die *Peronei* und die *Extensores digitorum*. Die kleinen Plantarmuskeln waren roth und verhältnissmässig gut genährt, wie die übrigen an der Lähmung nicht betheiligten Muskulargebilde. Auch unter dem Mikroskop zeigte sich der Unterschied sehr auffallend. Die intacten Muskeln besassen reiche Muskelfasern, während die letzteren in den paralytischen rareficirt und mit ungewöhnlich vielem Zellgewebe durchsetzt, übrigens durchaus nicht fettig degenerirt waren.“

Wenn in diesem Falle nicht wie im vorausgegangenen die Nerven gleichfalls an Umfang abgenommen gefunden wurden, so dürfte der Grund in der kürzeren Dauer der Lähmung zu suchen sein, besonders da die Betheiligung der Nerven und Arterien an der Atrophie langsamer als die der Muskeln stattfindet.

Als dritten Fall erwähne ich die folgende höchst merkwürdige Beobachtung von Paraplegie, die Dr. Hutin [1] im Hospital Bicêtre zu Paris gemacht hat. Wenn ich auch diesen hier anführe, so geschieht es, weil derselbe ebenfalls nach Alter und den einzelnen Erscheinungen der beiden Stadien (wie ich nachher des Näheren zeigen werde), den von mir beschriebenen Paraplegien so sehr entspricht, dass

---

[1] Nasse's Sammlung etc.

nur eine Unbekanntschaft des Dr. Hutin mit dieser, wohl in neuerer Zeit erst bekannter gewordenen Lähmungsform die Schuld tragen dürfte, wenn er denselben nicht als solche beschreibt; überdiess aber auch aus dem weiteren Grunde, weil es keine andere im kindlichen Alter vorkommende Paralyse gibt, welche in allen Beziehungen so sehr unserer Kinderlähmung ähnlich ist, als die des zu beschreibenden Falles.

3. Fall.

Lejeune, unverheirathet, 49 Jahre alt, wurde in einem Zustande des vollkommensten rhachitischen Leidens (?) zu Bicêtre aufgenommen. Die oberen Gliedmassen hatten fast ihre natürliche Form behalten, die organischen Functionen geschahen noch mit ziemlicher Regelmässigkeit, aber es ist unmöglich, den Grad von Atrophie und scheusslicher Missbildung der unteren Gliedmassen zu beschreiben; die Schenkel, die Beine und die Füsse zeigten die bizarrsten Verkrümmungen; das Gefühl war in denselben sehr geschwächt und die Bewegungen sehr beschränkt. Es scheint, dass diese Missbildung sich in dem Alter von sieben Jahren durch sehr heftige Convulsionen entwickelt, und dass seit dieser Zeit dieser unglückliche junge Mensch sein Leben im Bette zugebracht hatte, in dem er beständig sass. Er trieb zu Bicêtre das Handwerk eines Kleidermachers. Den 12. August 1825 wurde er von einer Dyssenterie befallen, die damals im Hospital epidemisch war, und er starb den 4. September.

Leichenöffnung. Aeusserste Abmagerung des ganzen Körpers; schwache Muskulatur.

Nervensystem. Das Gehirn war gesund, seine Ventrikel enthielten viel Serum, die Höhe der Arachnoidea spinalis war damit gleichmässig angefüllt. Bis zu dem Ursprung des achten Paares der Dorsalnerven zeigte das Mark nichts Besonderes, aber von dieser Stelle an nahm es augenscheinlich

allmählig an Festigkeit zu und an Volumen ab, so dass
der untere Theil statt, wie es im normalen Zustande
der Fall ist, eine Anschwellung zu zeigen, bis zu dem
Volumen einer gewöhnlichen Feder geschwunden war und
eine sehr bedeutende Härte erlangt hatte; von den Lumbarnerven war es unmöglich, die graue Substanz darin zu unter-
scheiden. Die sehr dünnen Nerven waren gelblich, trocken und
hart. Die Lungen enthielten einige rohe Tuberkeln. Der
Dickdarm war mit Geschwüren angefüllt. Die Gefässe in
den atrophischen Gliedern waren sehr klein, und die Muskeln daselbst glichen weisslichen Bändern.

Wenn ich das Sectionsresultat dieses Falles von Hutin
den beiden vorhergehenden beigeselle, so geschieht es in
der Ueberzeugung, dass derselbe nach allen Beziehungen
zur paraplegischen Form der fraglichen Kinderlähmung ge-
zählt werden könne, und zwar aus folgenden Gründen:

1. hat Hutin constatirt, dass der Kranke schon seit
seinem siebenten Lebensjahre in Folge von sehr heftigen Convulsionen an beiden untern Extremitäten dauernd gelähmt
war, ja es dürfte vielleicht die Entstehung dieser Paralyse
sogar in die allerersten Lebensjahre des Patienten zurück-
verlegt und angenommen werden, dass dieser nach so langer
Zeit sich des ersten Insultes nicht mehr genau erinnerte,
und weil derartige Kinderlähmungen selten später beobachtet
werden;

2. waren, wie in allen meinen Fällen, die untern Extremitäten ohne Theilnahme der oberen gelähmt, für welche
Thatsache das Freisein der Arme ja schon das Schneider-
handwerk, welches Patient ausübte, spricht;

3. fand Hutin dieselbe ungeheure Atrophie und ähnliche grässliche Missbildungen der unteren Gliedmassen, wie
sie auf den Abbildungen zu sehen sind;

4. war das Gefühl in den gelähmten Theilen gleichfalls

nicht ganz erloschen, sondern nur geschwächt und die Bewegungsfähigkeit derselben, wie bei meinen paraplegischen Patienten, noch theilweise erhalten;

5. die organischen Functionen der Blase und des Mastdarms ebenso ungetrübt;

6. habe ich ähnliche seit dem ersten Kindesalter gelähmte Patienten beobachtet, welche noch leben und bereits ein Alter von 40 Jahren überschritten, auch sich sonst einer relativ guten allgemeinen Gesundheit zu erfreuen haben, während bei andern, aus dem Kindesalter herstammenden Lähmungen ein länger dauerndes Leben seltener ist und überdiess z. B. bei spastischen Kinderlähmungen meistens zugleich ein Arm gelähmt, sowie die Geistes- und Sinnesfunctionen mehr oder weniger krankhaft afficirt gefunden werden, was bei der Hutin'schen Paraplegie nicht der Fall war.

Dass endlich von der rhachitischen Natur des Hutin'schen Falles keine Rede sein könne, ist selbstverständlich; denn wenn der rhachitische Krankheitsprocess des Kindesalters oft gleichfalls die grössten Verkrümmungen der Extremitäten und des Rumpfes zur Folge hat, so sind diess namentlich Verkrümmungen und Biegungen der Knochen als solcher in in ihrer Continuität, und was die Hauptsache ist: die Muskeln sind nicht paralysirt. Die Kranken können trotz dieser Deformitäten stehen und gehen, während unsere paraplegischen Patienten diess nicht nur wegen der vorhandenen Paralyse, sondern auch vermöge der hier ausschliesslich, nicht in der Continuität der Röhrenknochen, sondern in den Gelenken stattfindenden Contracturen und Deformitäten nicht im Stande sind.

Während nach Hutin der untere Theil des Rückenmarks bis zu dem Volumen einer gewöhnlichen Feder abgenommen hatte und die graue Substanz beider Lumbarnerven gänzlich verschwunden war, fand Longet in seinem hemiplegischen Falle die vorderen braun und ockerähnlich gefärbten Wurzeln der den *Ischiadicus* bildenden Lumbar- und Sacralnerven der afficirten rechten Seite bei gleichzeitiger Integrität der hinteren Wurzeln atrophisch.

Wenn sich in dem Behrend'schen hemiplegischen Falle keine materiellen Veränderungen in den entsprechenden Rückenmarkswurzeln und Nerven zeigten, obgleich die Atrophie ähnlich dem Falle von Longet, sich über die ganze untere Extremität erstreckte, so ist diess auf den ersten Blick auffallend, vorausgesetzt, dass die Untersuchung des Rückenmarks genau war; allein insofern der Patient mehrere Jahre jünger war, so dürfte der Grund in der kürzeren Dauer der Paralyse zu suchen sein. Vielleicht hätte die mikroskopische Untersuchung ein bestimmtes Resultat geliefert.

Wenn die in neuerer Zeit näher bekannt gewordene progressive Muskelatrophie älterer Leute nach den Beobachtungen von Cruveilhier, Aran, Valentiner, Türk etc. gleichfalls eine Atrophie der vordern Wurzeln des Rückenmarks zeigte, so ist diess vergleichungsweise mit dem Fall von Longet immerhin interessant, allein dessenungeachtet findet ein grosser Unterschied zwischen diesen Fällen und meiner Kinderlähmung statt, worauf ich in der differentiellen Diagnose eingehender zurückkommen will.

Wie verhält sich nun aber meine Anschauung von dem Sitz und der Natur dieser Lähmungszustände gegenüber den Bezeichnungen „essentielle und idiopathische Kinderparalysen," welche Rilliet und Bouchut für diese Krankheit in der Wissenschaft eingeführt haben? wie gegenüber denjenigen, welche unter dem Schilde jener Namen dem Leiden eine peripherische Nervenaffection zu Grunde legen? Zur Widerlegung ihrer Ansicht und zur Anfechtung der gewählten Benennungen bedarf es nur eines Hinweises auf das im Vorausgegangenen entrollte Krankheitsbild und eines Blickes auf die Abbildungen der para- und hemiplegischen Patienten.

Führen wir uns beides recht lebhaft vor Augen, und es
wird uns kaum noch möglich erscheinen können, dass eine,
die organischen Systeme und Functionen so tief verletzende
Lähmung wie die fragliche, auf blosser peripherischer Nervenaffection beruhen sollte. Wie aber, möchte ich fragen,
liesse sich eine von den Nervencentren unabhängige Locali-
sirung des primären Insultes in den peripherischen Nerven
erklären, da aus keinem meiner Krankheitsfälle hervorgeht,
dass irgend welche örtliche Erscheinungen, z. B. Entzündung, Anschwellung, Röthe, Schmerz etc. in den afficirten
Extremitäten sich manifestiren, welche auf einen etwaigen
Exsudationsprocess in den Nervenumhüllungen schliessen
liessen, zudem, dass man auch bei den angegebenen Sectionen kein derartiges Krankheitsprodukt, sondern vielmehr
die Nerven bis hinauf zum Rückenmark im Zustand der
Atrophie fand? Und wie sollte man überdies annehmen
dürfen, dass sie bei einer solchen Affection oder Alteration
der peripherischen Nerven der motorische Nerve ganz isolirt
ergriffen werden könne, indess der sensible, welcher eng
mit dem motorischen verbunden und in einer Hülle einge-
schlossen ist, in seiner Integrität unangetastet bleibe, oder
doch diese wieder erlangen könne, während die des motorischen Nerven der primären Affection unwiderbringlich
unterlegen sei. Wenn Rilliet essentielle Kinderlähmungen
von solchen, welche die Folge von Störungen der Nervencentren seien, differentiell diagnosticiren will, so hat er
hiebei hauptsächlich die partiellen Paralysen im Auge, da er
bei unsern para- und hemiplegischen ja selbst einen centralen Ursprung anzunehmen scheint. Aber sind die Erscheinungen der partiellen Lähmungen nicht die gleichen
mit diesen, bei denen die Zurückführung auf das Rückenmark allerdings eine unbestrittenere ist? sind sie nicht nur
der Intensität nach mildere, zu geringerer Ausdehnung
gelangte, bei welchen vielleicht die ursprüngliche Alteration

auf eine unvollkommenere Entwicklung sich beschränkte? Und doch fand ich auch in solchen partiellen Fällen die Atrophie, ein Hauptsymptom des zweiten Stadiums, in der Regel bis über den Oberschenkel und die Hinterbacken heraufgehend, also noch auf die ganze Hüfte sich erstreckend, und auch die Muskulatur dieser Gegenden immer entschieden schlaffer, als im gesunden Zustande, eine Schlaffheit, welche in ähnlicher Weise bei Tabes dorsalis sich vorfindet, wo sie erwiesenermassen aus sogenannter Rückenmarksdarre hervorgeht, und wo nur die allgemeinere chronische Ausbreitung der Lähmung in Folge des allgemeinen Schwundes des Rückenmarks das Zustandekommen von Contracturen verhindert, deren Bildung in unseren Fällen von partieller Affection nichts im Wege steht. Endlich beobachtete ich bei den partiellen, gleichwie bei den para- und hemiplegischen Formen öfters Lähmung der Muskeln des Spinalsystems längs der Wirbelsäule, mit einem Worte, paralytische Scoliose in Folge nicht mehr möglicher vollständiger Fixirung der Wirbelsäule, zugleich mit Atrophie der Rückenmuskulatur, wie sie bei chronischen Erkrankungen des Rückenmarks vorkommt.

Wenn nun nach dem Allem auch bei unsern partiellen Paralysen die Affection eine so ausgebreitete ist, dass sie den Erscheinungen, besonders der Atrophie und Schwäche zufolge immer über das ganze Bein und zuweilen noch über die Rückenmuskulatur sich erstreckt, so werden wir auch im Rückblick auf oben Erwähntes gewiss davon zurückkommen, die Ursachen unserer Paralysen in einer peripherischen Nervenerkrankung zu suchen, wenn uns die Thatsachen für alle Fälle viel natürlicher auf eine, sei's makroskopische, sei's mikroskopische Veränderung im Rückenmarke hinweisen, die bald in grösserer Ausbreitung, bald nur auf umschriebene Stellen und Stränge localisirt sich vorfinden kann.

Soweit demnach Rilliet unsere Fälle von Kinderlähmung unter seinen essentiellen Paralysen begreift, muss ich denselben, dieser Bezeichnung gegenüber, entschieden ihre spinale Natur vindiciren.

Auf gleiche Weise verhält es sich mit dem Namen „idiopathische Lähmung," den Bouchut der vorliegenden in seinem bereits angeführten Werke über Kinderkrankheiten gegeben hat, indem er Erkältung als gewöhnlichste Ursache derselben annimmt. Wie, statt aller weiteren Einwendungen, frage ich auch hier, sollte eine Erkältung, ein Rheumatismus solche intensive, in allen schlimmeren Fällen unheilbare Lähmung zur Folge haben, besonders da wir wissen, dass der Sitz der rheumatischen Affectionen in den Muskeln und ihren Scheiden und solche in der Regel heilbar ist? Weit entfernt, die Existenz rheumatischer Paralysen neben den unsrigen, wenn man sie als eine besondere leichte Lähmungsform aufführen will, zu bestreiten, suche ich nur ihre grosse Verschiedenheit von diesen, besonders aus dem letzteren Moment ihrer Heilbarkeit, hervorzuheben, sowie aus der wohlerhaltenen elektrischen Reaction und dem Fehlen eines bedeutenderen Muskelschwundes, wie auch Dr. Roberts wohl unterscheidend angibt. Eine von Duchenne und Anderen angenommene ausgedehnte fettige Muskelentartung bei diesen Lähmungen und die darauf gegründete Aufstellung einer „Paralysie graisseuse" kann ich nach meinen Erfahrungen nicht bestätigen, insofern ich neben dem Schwunde der Muskelsubstanz der fettigen Entartung keine grosse Bedeutung zugestehen kann, und eher dafür eine fibröse Degeneration derselben anzunehmen geneigt wäre.

Wenn endlich dieser oder jener Autor noch Fälle zur Beobachtung bekommt, welche, den unsrigen ähnlich, nur vorübergehende, temporäre Lähmung zeigten, so habe ich unter meinen Kranken nie eine derartige Erfahrung gemacht, indem hier überall die Lähmung eine dauernde war, und

kann ich desshalb diese sogenannte temporäre Kinderlähmung der Schriftsteller (so von Duchenne, der ihr ebenfalls
rheumatischen Ursprung vindicirt) weit entfernt sie zu bestreiten, nicht zu den abgehandelten gehörig ansehen oder
auch nur als eine Mittelform anerkennen. Insofern die in
neuester Zeit von Dr. Friedberg sogenannten Myopathien
oder von Andern aufgeführten Muskellähmungen ohne ano-
males Verhalten der Nerventhätigeit, unsere Lähmungen in
ihren Reihen aufzählen, muss ich denselben gleichfalls entschieden entgegentreten, da bei unserer Kinderparalyse der
Ausgang von den Nerven und ihren Centren selbst erwiesen
ist. Obige Fälle beziehen sich hauptsächlich auf Immobilität
der Muskeln, wenn diese durch Desorganisation, Entzündung und andere pathologische Processe des Muskelsystems,
nicht aber durch eigentliche Lähmung bedingt ist, Verhältnisse, welche zu unseren Fällen keine Beziehungen haben,
und auf welche ich hier nicht näher eingehen kann.

Differential - Diagnose.

Wenn es nach dem Vorausgegangenen noch Aufgabe
sein kann, die Diagnose der abgehandelten Kinderlähmung
sicher zu stellen, so wird dieselbe jedenfalls eine sehr er-
leichterte durch die Reihe der bestimmt ausgeprägten und
ganz constanten Erscheinungen, welche diese Lähmungsform
als eine so selbstständige charakterisiren, dass eine Verwechslung derselben mit andern gleichfalls im Kindesalter
vorkommenden Paralysen gleichsam unmöglich ist. Vor Allem
wird der Arzt schon aus der Anamnese auf die Diagnose
hingeleitet, insofern er eine vorausgegangene plötzliche
Erkrankung kräftiger Kinder in ihrer frühesten Lebenszeit
unter mehr oder weniger bedeutenden allgemeinen Erscheinungen bei deren Nachlass ebenso rasch Lähmung einer
oder beider untern Extremitäten oder eines Armes folgte,
zu constatiren vermag. Die beschriebene Welkheit und
Schlaffheit der paralysirten Glieder, sowie das Fehlen aller
Contracturen in dieser ersten Zeit der Krankheit, wird bei
dem so regelmässigen Zusammentreffen aller genannten
Momente, das primäre Stadium unserer Fälle vollends mit
Sicherheit erkennen lassen.

Kommen aber solche in der secundären Periode und
oft erst nach einer Reihe von Jahren zur Untersuchung, so
ist das Bild, welches sie dem Auge darbieten, noch unver-
kennbarer für die Sicherstellung der Diagnose, wenn nur

der erwähnte plötzliche Ursprung aus dem ersten Kindesalter eruirt ist.

Die im Allgemeinen gut erhaltene Gesundheit, die un-
gehemmte ja oft robuste Entwicklung des Oberkörpers, der
im auffallenden Contrast zum Becken und den untern Extremitäten steht, und nur durch eine etwaige paralytische
Scoliose hie und da noch einigen Antheil an der Affection
bethätigt, die unserer Lähmung mit besonderer Prägnanz
zukommende Abmagerung, die ganz charakteristische grosse
Kälte, sowie die dunkelblaue Färbung der untern Extremitäten, besonders der Unterschenkel, die genannten verschie-
denartigen Verkrümmungen und Deformationen als *Varus*,
Valgus, *Pes equinus*, Knie- und Hüftcontracturen, der Verlust
der elektrischen Contractilität etc., alle diese ungetrennt
neben einander vorhandenen und zum Ganzen sich ergän-
zenden Erscheinungen, verbunden mit der grösseren oder
geringeren paralytischen Bewegungsunfähigkeit der Glieder
können dem unterscheidenden Arzte keine Schwierigkeiten
mehr übrig lassen für die Erkennung unserer Kinderlähmung. Dass die Deformitäten je nach der Intensität der
Paralyse und dem Alter der Patienten in minderem oder
höherem Grade ausgebildet sein, und diese Gradunterschiede
eine Aenderung der Diagnose bei der Gleichheit der übrigen
Symptome in keiner Weise bedingen können, ist selbstverständlich.

Ungeachtet schon aus dieser Zusammenfassung eine bestimmte Diagnose unschwer ist, will ich doch zur genaueren
Abgrenzung unserer Lähmungsform von andern, welche
schon mit ihr zusammengeworfen worden, eine diagnostische
Parallele zwischen dieser und scheinbar ihr ähnlichen Paralysen des kindlichen Alters, auf welches ich allein Rücksicht zu nehmen brauche, ziehen. Dürfen die in ihrer Prägnanz unserer Paralyse eigenen Charaktere allen anderartigen ausnahmslos entgegengestellt werden, so mögen die

specielleren Unterschiede bei der nachfolgenden vergleichenden Aufführung der einzelnen paralytischen Affectionen ihre Stelle finden.

I. Hemiplegia cerebralis spastica.

Die häufigste Lähmungsform in der Reihe derer, welche in der ersten Lebenszeit des Kindes auftreten, ist nächst der vorliegenden die sogenannte Hemiplegia spastica cerebralis, unter welcher ich diejenige verstehe, die unter deutlich ausgesprochenen Erscheinungen von Gehirnaffection, mag deren anatomische Grundlage zunächst sein welche sie wolle, zum Ausbruch kommt, und oft schon während des Verlaufs des acuten Anfallsstadiums spastische Contracturen des Arms und Beins einer Seite zugleich zur Folge hat, ein Leiden, das nach Ablauf dieser primären Irritationserscheinungen bei fortdauernder Kränklichkeit und mehr oder weniger deutlich hervortretenden Geistes- und Sinnesstörungen als spastische Lähmung einer Seite mit krampfhaften Retractionen und Verkrümmungen der obern und untern Extremitäten sich bleibend manifestirt.

Patienten dieser Art habe ich in meinem Institute im Ganzen zwanzig behandelt, und davon zwölf Fälle, zwei mit ihren Krankheitsgeschichten, dieser Schrift zum näheren Verständniss beigefügt. Sie sind häufig von zart constituirten hysterischen Müttern oder nervösen Vätern herstammend, und man beobachtet bei diesen Kindern schon bald nach der Geburt öfters leichte gichterische und convulsivische Erscheinungen, bis sich dann auch ganz plötzlich der eigentliche stürmische Anfall unter entschiedenen Gehirnsymptomen einstellt, und gleichzeitig damit spastische Contracturen der untern und obern Extremität derselben Seite hervortreten.

Diese primären spastischen Contracturen bleiben auch

nach wiedererlangter relativer Gesundheit der Kinder dauernd,
und habe ich mit solchen Leiden behaftete Patienten im Alter
von 4 bis 12 Jahren unter folgenden Erscheinungen, deren
wesentliche Verschiedenheit von den Symptomen unserer *Paralysis infantilis spinalis* auch im Specielleren bemerkbar ist,
in meine Anstalt aufgenommen. Wir erblicken in denselben
Kinder von zartem Körperbau, ungesundem Aussehen, man-
gelhafter, auf eine krampfhafte Beschaffenheit der entsprechenden Muskeln hindeutender Aussprache, simpelhaftem Gesichtsausdruck; öfters findet man Kopfweh, Schwindel und Flim-
mern vor dem Auge der gelähmten Seite, ebenso Ohren-
sausen, Gesicht und Gehör dieser Seite schwächer; der
gelähmte Arm ist etwas dünner, Finger, Hand und Arm
mehr oder weniger krampfhaft retrahirt, eigenthümlich steif
und zuweilen verdreht. Das gelähmte Bein zeigt die gleiche
spasmodische Beschaffenheit und Steifheit mit krampfhaften
Contracturen. Die Wadenmuskeln sind verkürzt und *Pes
equinus spasticus* vorhanden, ebenso die Flexoren in der Kniekehle verkürzt und das Knie gebogen. Versucht man die
retrahirten Muskeln auszudehnen, so gelingt diess nur unter
krampfhaft zuckendem Widerstreben derselben, allein beim
Nachlassen schnellen die Theile wieder in ihre frühere Lage
zurück. In ähnlicher Weise äussert sich der spastische
Charakter dieser Deformitäten auch bei der Tenotomie, indem z. B. bei *Pes equinus spasticus* nach Durchschneidung
der Achillessehne die beiden Sehnenenden vermöge der
krampfhaften Spannung, in der sich der Muskel befand, so
kräftig und so weit auseinanderschnellen, wie es bei andern
Arten dieser Missbildung nie der Fall ist. Auf Grund eben
dieser krampfigen Retraction, welcher der Fuss, sich selbst
überlassen, immer wieder anheimfallen würde, ist es auch bei
dem spastischen Pferdefuss zu seiner Heilung unumgänglich
nöthig, die Durchschneidung der Achillessehne vorzunehmen,
indem mittelst der in möglichster Breite dabei gewonnenen

dünneren und weniger innervirten Zwischensubstanz der ganze
Muskel in seiner Function etwas geschwächt und damit seine
Wirkung zu der seiner Antagonisten in ein richtigeres Ver-
hältniss gebracht wird.

Die Eigenwärme der paralysirten Theile zeigt sich bei
diesen Lähmungen weniger vermindert. Blase und Mastdarm sind zuweilen geschwächt, der Urin geht beim Schreien
oder Erschrecken der Kinder häufig unwillkürlich ab, und
man findet in Fällen dieser Art viel öfteres Wasserlassen,
als bei unsern Spinalparalysen. Die Erscheinung des Zu-
sammenfahrens sieht man bei diesen cerebralen Lähmungen
häufig; damit in Verbindung steht ein unwillkürliches Muskel-
spiel der Finger bei intendirten Bewegungen, in der Art,
dass die Kinder sie krallenartig strecken und auseinander-
breiten; ebenso gehen die Zehen gleichfalls besonders bei
Bewegungen eigenthümlich auseinander. Die elektromusku-
läre Untersuchung endlich ergibt bei den Cerebrallähmungen
immer empfindliche Reaction, wenn bei unsern spinalen die
elektrische Contractilität aufgehoben erscheint, und Marshall
Hall will diesen Unterschied im Grade der Reizbarkeit der
Muskelfasern bei Gehirn- und Rückenmarkslähmungen als
brauchbares diagnostisches Kennzeichen benützt wissen, indem er in Fällen der ersteren Art die Muskeln der leidenden Extremität durch einen geringeren Grad von galvanischem
Reiz sich zusammenziehen sah, als die Muskeln der gesunden Extremität, in solchen der letzteren dagegen fand, dass
die Muskeln des gesunden Gliedes leichter angeregt wurden,
als die des gelähmten.

Fassen wir diese Symptome alle in einem Bilde zusammen und stellen wir dieses dem Bilde unserer Lähmungsform gegenüber, so wird der Gegensatz dem Auge sogleich
einleuchten. Erstgenannte fehlen sämmtlich bei unserer spinalen Kinderlähmung; namentlich sind, wie wir gesehen
haben, Geistes- und Sinnesfunctionen, Sprache, Gehör und

Sehkraft bei lezterer ungetrübt, das Gefühl in den afficirten Theilen nur wenig oder nicht vermindert. Finden wir bei ihr grosse Atrophie und Kälte der paralysirten Glieder, so zeigt sich uns solche bei der spastischen Cerebralhemiplegie nur ganz wenig entwickelt. Bei jener bilden sich erst später allmählig Muskelcontractionen und Deformitäten als *Varus, Valgus, Pes calcaneus, Pes equinus* etc. Rei dieser entstehen die Retractionen in der Regel zugleich mit dem Eintritt der Gehirnaffection, und es bildet sich dabei meist keine andere Deformität als *Pes equinus spasticus* und Contractur im Knie, zuweilen noch Adductionen der Oberschenkel. Dort grosse Relaxation aller Theile, hier grosse Steifheit und Straffheit der Muskeln und Sehnen; dort endlich später häufig Rückgratsverkrümmungen, hier, soweit meine Beobachtungen reichen, stetes Fehlen solcher.

Der voranstehenden Gegenüberstellung füge ich nun noch die angedeuteten zwei Krankengeschichten von *Hemiplegia cerebralis spastica* aus meinen Erfahrungen bei und schliesse zu grösserer Ausführlichkeit eine Reihe weiterer Fälle dieser Lähmungsform in tabellarischer Zusammenstellung daran an:

1. Fall.

E. V., Knabe einer höheren Beamtenfamilie; Vater und Mutter gesund, letztere jedoch eine blonde, sehr nervöse Dame. Das bei der Geburt gesunde und gut gebaute Kind wurde von einer kräftigen Amme neun Monate lang gestillt; im sechsten Monat mit Erfolg geimpft, erhielt es im siebenten Monat ohne Schwierigkeit die ersten Zähne. Mit dreizehn Monaten trat Scharlachfieber ein, wobei das Kind ziemlich zu leiden hatte; nach sechs Wochen Genesung, allein grosse Aufregung ohne ruhigen Schlaf blieb noch zurück; zwei Monate später stellte sich der Kopf schief auf die linke Seite, wo sich eine Geschwulst bildete, die geöffnet viel Eiter entleerte, aber bald sich wieder schloss. Einige Tage später, während welchen das Kind immer noch nicht wohl war, etwas Hitze und Fieber hatte, schrie es in der Nacht plötzlich so heftig auf, dass die Eltern in die grösste Angst versetzt wurden. Nach einiger Zeit trat Ruhe ein, allein beim Aufheben wurde man gewahr, dass das Kind nicht mehr sitzen und stehen noch den Kopf aufrecht tragen konnte. Morgens 6 Uhr kam der Arzt, verordnete Blutegel und Salbe auf die vermeintliche Anschwellung eines Wirbelkörpers, und innerlich Calomel.

Das Kind war sehr schwach, die Augen matt, leblos, die Zunge wie gelähmt. Zugleich fand der Arzt den rechten Arm und Fuss gelähmt, den Kopf nach vornen hängend und fürchtete für den Verstand des Kindes. Auch blieb der Ausfluss aus den Ohren seit dem Scharlach anhaltend.

Langsam erholte sich das Kind; blieb aber immer zart, schwächlich, blass, sehr reizbar und fuhr bei jedem Geräusch zusammen. Unmittelbar während und nach dem stürmischen Erkranken verkürzte sich die rechte Achillessehne und bildete einen *Pes equinus spasticus*, ebenso Contracturen der Finger und Hand derselben Seite; dabei waren die Urinfunctionen nicht gestört, der Stuhlgang aber immer erschwert.

Als der Knabe vier Jahre alt war, erkrankte er aufs neue; ohne alle bekannte Veranlassung brachen plötzlich wieder Convulsionen des ganzen Körpers aus, er verdrehte Arme, Kopf, Augen, knirschte mit den Zähnen, schäumte vor dem Munde, und der ganze Körper war steif und kalt. Man setzte Blutegel an den Kopf, machte Eisumschläge, bürstete den ganzen Körper und gab ein Chamillenbad. Diese Catastrophe dauerte von Abends 7 bis 1 Uhr, worauf Patient ruhiger wurde und in Schlaf verfiel. Des andern Morgens beim Erwachen war das Befinden so, als ob nichts vorgefallen wäre; diese Convulsionen haben sich später bis neun Monate vor dem Eintritt in meine Anstalt von Zeit zu Zeit, aber in milderem Grade wiederholt.

Ausser viel Calomel wurden auch Elektricität und Kreuz-
nacher Bäder angewendet, aber ohne Erfolg.

Zustand des Kindes beim Eintritt in meine Anstalt:
Patient 6 Jahre alt, im Allgemeinen von guter Gesundheit, aber noch zarter Körperconstitution, weisser Haut, blon-
den Haaren und blauen Augen, auffallender Aehnlichkeit
der Gesichtszüge mit denen seiner Mutter, ist sehr reizbar
und erschrickt ausserordentlich leicht. Sein Aussehen hat
etwas Stupides, der Blick stark schielend, die Kopfformation
zeigt nichts Abnormes. Gehör und Sehkraft auf der gelähmten Seite schwächer, als auf der gesunden; die Sprache
erschwert, Speichelausfluss häufig. Der ganze Körper ist
ziemlich gut ernährt, und, abgesehen von dem gelähmten
Arm und Fuss, gut proportionirt; keine Skoliose vorhanden.
Der rechte gelähmte Arm ist etwas dünner als der gesunde
linke, aber doch noch ziemlich fettreich; im Ellenbogen und
Handgelenk ist er stark flectirt, der Vorderarm in Pronation,
die Finger retrahirt. Patient kann nur mittelst der Schultermuskeln den Arm ein wenig und zwar nach allen Richtungen bewegen; Finger, Hand und Vorderarm dagegen ohne
spontane Bewegungsfähigkeit. Das rechte Bein zeigt nicht
viel geringeres Volumen, als das gesunde linke, und gleichfalls noch reichliche Fettablagerung. Im Hüft- und Kniegelenk keine Contracturen bei noch ziemlich kräftiger Bewegungsfähigkeit, dagegen sehr bedeutender *Pes equinus
spasticus* vorhanden. Patient kann auf der Fussspitze nur
sehr beschwerlich gehen. Die Temperatur ist auf der gelähmten Seite am Arm sowohl wie am Fuss kaum etwas
niederer, als an den Extremitäten der gesunden Seite.

Das Resultat der Behandlung war die vollkommene
Geradestellung des Fusses, so dass der Knabe auf der ganzen
Sohle auftreten und gut gehen konnte. Der Arm wurde

der grössern Schwierigkeiten wegen, die sich hier ent-
gegenstellten, nur gebessert und etwas gebrauchsfähiger gemacht, die Allgemeinconstitution dagegen durch die Behandlung sehr gehoben, und der Knabe frischer und kräftiger
entlassen.

2. Fall.

C. T., Töchterchen von Eltern höheren Standes. Zwei
Kinder derselben waren dem erschwerten Zahnen erlegen. Die
Mutter, sehr cholerischen, reizbaren Temperamentes, hatte
während der Schwangerschaft viele psychische Alterationen zu
erfahren, gebar mit diesem Töchterchen das fünfte und letzte
Kind, welches gesund und gut gebaut zur Welt kam und
vierzehn Monate von einer gesunden Amme gestillt wurde.
Die Impfung geschah mit Erfolg. Erst um diese Zeit kamen
die ersten Zähne mit gleichzeitiger Diarrhöe. Diess dauerte
einige Tage, als plötzlich gegen Abend grosse Hitze, Fieber,
mit den Fingern nach dem Munde Greifen, heftiges Schreien
und Zusammenschrecken eintraten. Bald darauf steigerte
sich der Zustand zu allgemeinen Convulsionen, Verdrehen
und Zurückschlagen des Kopfes etc. Diese Erscheinungen
dauerten wechselsweise während der nächsten zwei Tage an;
am dritten liessen sie ganz nach, aber man fand Arm und
Bein der linken Seite gelähmt; die Achillessehne verkürzt,
Finger und Hand spastisch retrahirt; auch der rechte Fuss war
etwas geschwächt und die Achillessehne desselben verkürzt.
Im Allgemeinen wurde das Kind nun besser, allein es konnte
nicht mehr stehen und gehen, blieb auch von da an immer
blass, mager, verdriesslich, sehr nervös, fuhr beim kleinsten
Geräusch krampfhaft zusammen und schlief sehr unruhig; die
Blase blieb ungeschwächt, der Stuhl aber immer verstopft.
Man wandte warme Bäder mit kalten Douchen, Lavements
von Assa foetida, Moorbäder, Seesalzbäder, Kiefernadelbäder, Leberthran etc. an, aber ohne allen Erfolg. Der

Zustand blieb derselbe. Patientin lernte weder stehen noch
gehen.

Status praesens: Wie oben bemerkt, so erschien
auch beim Eintritt in meine Behandlung, im Alter von sieben
Jahren, das Kind von schwächlichem, kränklichem Aeussern,
war ausserordentlich nervös, furchtsam und schreckte bei
jedem Geräusch und unvorbereiteten unverhofften Eindrücken
unter Schreien zusammen, wobei es jedesmal sehr blass
wurde und Urin unwillkürlich abgehen liess. Der Gesichtsausdruck etwas stupid und eigenthümlich verzerrt, der
Blick schielend. Die Intelligenz in mancher Beziehung
nicht mangelhaft, dagegen die Sprache erschwert und un-
artikulirt. Zähne sehr kümmerlich geformt, meistens kariös.
Der linke Arm, also der gelähmten Seite, etwas dünner,
aber nicht kälter, als der gesunde rechte (siehe in den vergleichenden Temperaturtabellen die zu dem vorliegenden
Fall gehörigen Angaben für die *Hemiplegia cerebr. spast.*);
er war nicht vollständig paralysirt; die zum Oberarm gehenden Schultermuskeln am kräftigsten erhalten und noch der
meisten Bewegung fähig, weniger die Muskeln des Vorder-
arms und am wenigsten die der Hand und der Finger.
Letztere dabei spastisch flectirt. Der ganze Rücken im Zustand grosser Schwäche und daher auffallendes Vorgebeugt-
sein des Körpers, aber ohne die geringste Spur von seit-
licher Deviation der Wirbelsäule. Das linke Bein zeigte in
Bezug auf Abmagerung und kühlere Temperatur keine ver-
werthbare Verschiedenheit vom rechten; es war im Hüft- und
Kniegelenk nicht contrahirt, dagegen ein sehr straffer *Pes
equinus spasticus* vorhanden. Auch am rechten Fuss war
ein leichter Grad dieser Deformität, übrigens ohne Betheiligung dieser Extremität an der Lähmung. Patientin konnte
weder allein stehen noch gehen, besonders auch wegen der
vorhandenen grossen Schwäche des Oberkörpers, der beim
Sitzen und bei Stehversuchen nach vorne zusammensank.

Diess war der Zustand des Kindes beim Eintritt in meine Anstalt, in welcher sich dasselbe gegenwärtig noch befindet. Durch die bisherige Behandlung wurden beide Füsse zur geraden Form zurückgeführt. Das gelähmte Bein erlangte dabei eine grössere Beweglichkeit, mehr Kraft und bessere Ernährung, wodurch das Alleingehen mit Maschine bereits ermöglicht ist. Dessgleichen zeigt sich der Arm der paralysirten Seite etwas brauchbarer und bewegungsfähiger. Patientin kann die einzelnen Gegenstände mit der Hand viel fester halten. Das Allgemeinbefinden ist gleichfalls viel gesünder und kräftiger, das Kind ruhiger und natürlicher. Weitere Fortschritte sind von der Fortsetzung der Behandlung zu erhoffen.

Hemiplegia spastica

Nro.	Geschlecht.		Zustand des Kindes von seiner Geburt bis zum ersten Anfall.	Alter zur Zeit des primären Anfalls.	Unmittelbar der spastischen Hemiplegie vorausgegangene Erscheinungen.
	Männlich.	Weiblich.			
1.	G. H.		Gehörig entwickeltes Kind.	15 Monate.	Bis zu ³/₄ Jahr gesund und blühend; 4 Zähne ohne Beschwerden; konnte geführt schon gehen. Plötzlich Schreien wegen Schmerzen im rechten Bein. Das Kind wollte nicht mehr darauf stehen und der Fuss zog sich hinauf. Bald darauf grosse Hitze, Zusammenschrecken, Zuckungen, Convulsionen, wobei der Körper in die Höhe geworfen wurde. Aerztliche Hülfe trat sogleich ein; allein die Krankheit dauerte unter ab- und zunehmenden Erscheinungen noch 4 Wochen fort. Patient konnte nicht mehr sitzen. *Ophthalmia scrophulosa* auf beiden Augen und Geschwulst an der Vorderseite des rechten Oberschenkels; krampfhafte Schwäche und Contraction der Hand, *Pes equinus spasticus* und Retraction der Knieflexoren der rechten Seite.
2.		T. B.	Gehörig ausgebildet, aber klein und schwächlich.	·	Schon in den ersten Lebensmonaten öfter krank, viel geschrieen, schwer gezahnt, Hitze, Fieber, Gichter, besonders Nachts und während des Schlafes, der immer unruhig war. Nach eingetretener Besserung bemerkte man Schwäche und Steifheit im linken Arme und Beine.

in 10 Fällen.

Alter und Zustand der Patienten bei der Aufnahme in meine Anstalt.	Erfolg der Cur.
6 Jahre. *Hemiplegia spastica dextra.* Kopfform normal; Aussehen zart, feine Haut, blonde Haare, blaue Augen, sehr nervös, furchtsam. Rauschen im rechten Ohr, das rechte Auge schwächer und die Zähne dieser Seite kariös, was links nicht der Fall ist. Gesichtsausdruck etwas geistig Beschränktes andeutend. Sprache erschwert. Rechter Arm etwas dünner und schwächer; ebenso das rechte Bein. Oberschenkel an die Hüfte, Unterschenkel an den Oberschenkel angezogen und die Achillessehne retrahirt. Man kann das Bein momentan strecken, es zieht sich aber sogleich wieder krampfhaft zusammen. Eigenwärme nur wenig vermindert.	Die vorhandenen Deformitäten wurden beseitigt, die Bewegungsfähigkeit des gelähmten Arms und Beins sehr gehoben, und das Allgemeinbefinden viel gebessert.
10 Jahre. *Hemiplegia spastica sinistra.* Kopfformation normal, Aussehen gesund und frisch, aber doch etwas geistesschwach. Linker Arm nur wenig dünner, die Hand kleiner und spastisch steif; Patientin kann nichts fest damit halten; das linke Bein auch etwas magerer und sehr steif; *Pes equinus* sehr ausgebildet, das Gehen unbeholfen, schusselig. Will Patientin den Vorderfuss heraufziehen, so strengt diess die Zehenextensoren der Art an, dass sie alle krampfhaft auseinander stehen. Eigenwärme nur wenig vermindert.	Wie oben.

Nro.	Geschlecht.		Zustand des Kindes von seiner Geburt bis zum ersten Anfall.	Alter zur Zeit des primären Anfalls.	Unmittelbar der spastischen Hemiplegie vorausgegangene Erscheinungen.
	Männlich.	Weiblich.			
3.		L. W.	Normal gebaut, aber nicht kräftig.	2 Jahre.	Bis zum dritten Jahr ziemliches Gedeihen; Zahnen und Impfung ging gut vorüber. Von jetzt an viel kränklich, oft Hitze und Fieber, Gehirnaffection etc. Nachher relativ gesund, aber immer blass und zart. Auf der Höhe der Krankheit bildete sich spasmodische Retraction des rechten Armes und Beines, *Pes equinus spasticus.*
4.		K. S.	Gesund und gerade geboren.	8 Monate.	Bis zum Zahnen ziemlich wohl, jetzt viel Schreien, unruhiger Schlaf, Hitze, Fieber, Hirnaffection, Gichter, krampfhafte Schwäche und Contracturen im rechten Arm und Bein. Später konnte das Kind nichts mit der rechten Hand halten; das Gehen auf der Fussspitze sehr beschwerlich.
5.	Ch. S.		Normal und gesund, aber zart gebaut.	10 Monate.	Immer schwächlich und klein; beim ersten Zahnen Hirnaffection, Hitze, Erscheinung von Gichtern; links *Hemiplegia spastica.*

Alter und Zustand der Patienten bei der Aufnahme in meine Anstalt.	Erfolg der Cur.
6½ Jahre. *Hemiplegia spastica dextra.* Zarte, scrophulöse, unkräftige Constitution, etwas simpelhaftes Aussehen, mehrere abnorme Knochenprotuberanzen am Schädel, auf der rechten Seite das Auge flimmernd und fast immer Ohrensausen; Zähne schwärzer, desshalb das Kauen schwieriger auf der kranken Seite, der Arm schwächer und contrahirt; die linke Schulter gesenkt, die Wirbelsäule etwas nach rechts gekrümmt, das linke Becken tiefer. Das Bein wenig dünner, Achillessehne und *Apon. plant.* verkürzt, *Pes equinus.* Der Gang steif und schusselig. Eigenwärme nicht vermindert.	Die Deformationen gehoben, der Gang natürlicher, die Constitution bedeutend gebessert.
11 Jahre. *Hemiplegia spastica dextra.* Ungesundes, scrophulöses Aussehen, schielende Augen, helle Haut- und Haarfarbe; eigenthümliches, geistesschwaches Aussehen, furchtsamer und nervöser Character. Patientin erschrickt leicht und dabei geht oft der Urin unwillkürlich ab. Rechter Arm und rechtes Bein sehr steif und spastische Muskelretractionen, aber nur wenig dünner und kälter. Patientin kann mit der Hand nichts fest halten, und zieht sie den Vorderfuss herauf, so tritt das characteristische Auseinanderweichen der Zehen ein. Sie geht auf der Fussspitze sehr steif und schusselig. *Pes equinus.*	Resultat dasselbe, wenn auch etwas weniger glücklich als im vorigen Falle.
14 Jahre. *Hemiplegia spastica sinistra.* Aussehen ungesund, scrophulös, das Gehen sehr beschwerlich und steif, das linke Bein etwas magerer. Beim Versuch, den Fuss heraufzuziehen, Auseinandergehen der Zehen. *Pes equinus.* Arm gleich dem Fuss spastisch retrahirt. Patientin stottert; Sausen im linken Ohr, Flimmern vor dem Auge; die Zähne dieser Seite schlechter.	Fuss ganz gerade, Gang und Bewegungsfähigkeit normalisirt, der Arm gebessert.

Nro.	Geschlecht.		Zustand des Kindes von seiner Geburt bis zum ersten Anfall.	Alter zur Zeit des primären Anfalls.	Unmittelbar der spastischen Hemiplegie vorausgegangene Erscheinungen.
	Männlich.	Weiblich.			
6.	L. B.		Regelmässig gebaut.	3 Jahre.	Bis zum Insult das Kind öfter unwohl, zahnte schwer und hatte Convulsionen; genas jedoch wieder. Plötzlich erkrankte es auf's Neue; es stellte sich Hirnentzündung ein, welche *Hemiplegia spastica sinistra* zurückliess.
7.	K. E.		Gesund und gerade.	7 Monate.	Bis zur Zeit der ersten Dentition gesund, von da an oft Hitze, Gichter, und zuletzt ausgesprochene Hirnaffection und *Hemiplegia* rechterseits.
8.	F. B.		Normal gebaut.	10 Monate.	Bis zu dieser Zeit ziemlich wohl, aber schwer gezahnt. Plötzlich Erscheinungen von Gehirnaffection, Schwäche des linken Armes und Beines mit leichtem Grade von Contraction.
9.	J. G.		Gesund und gut gebaut.	14 Monate.	Während des ersten Lebensjahres gesund, zahnte leicht, im zweiten aber erkrankte das Kind an Gehirnaffectionen, Hitze, Gichtern; zuletzt paralytische Schwäche des rechten Armes und Beines mit gleichzeitiger Contractur.

Alter und Zustand der Patienten bei der Aufnahme in meine Anstalt.	Erfolg der Cur.
7 Jahre. *Hemiplegia spastica sinistra.* Aussehen unkräftig, eigenthümlich, an Geistesschwäche erinnernd, Gesicht und Zähne dieser Seite schwächer; das Kind sehr nervös und furchtsam. Linker Arm und Fuss spastisch gelähmt und contrahirt; etwas magerer, aber nicht kälter. Mutter starb an *Apoplexie.*	Heilung der Deformitäten, Besserung des Allgemeinzustandes.
8 Jahre. *Pes equinus spasticus* und *Contractura brachii et digitor. lateris dextr.* Ein gesunder, aber zart gebauter Knabe, furchtsam und zum Erschrecken geneigt, simpelhaftes Aussehen, schielende Augen, undeutliche Aussprache, öfters Speichelausfluss; Gang auf der Spitze des Fusses sehr schusselig.	Dessgleichen.
9½ Jahre. *Hemiplegia spastica sinistra.* Aussehen frisch und gesund, aber zart und nervös. Arm und Bein der linken Seite spastisch afficirt, *Pes equinus.* Patient sieht und hört weniger gut links, als rechts. Temperatur nicht vermindert. (Der Vater bei der Geburt des Kindes schon älter und zu Schlagfluss geneigt, die Mutter blond, sehr nervös und reizbar.)	Dessgleichen.
16 Jahre. *Hemiplegia spastica dextra.* Ein ziemlich kräftiger Knabe, aber sehr viel Kopfweh, besonders in der rechten Stirn- und Seitengegend, oft Schwindel und Flimmern vor dem Auge, Sausen im rechten Ohre, in dem er weniger gut als auf der gesunden Seite hört; rechter Arm etwas dünner, schwächer und contrahirt, ebenso das Knie, während der *Pes equinus* sehr ausgebildet ist, dabei der Gang krampfhaft, steif und beschwerlich.	Die Contracturen gehoben, das Gehen sehr erleichtert und gebessert, Constitution gekräftigt.

Nro.	Geschlecht.		Zustand des Kindes von seiner Geburt bis zum ersten Anfall.	Alter zur Zeit des primären Anfalls.	Unmittelbar der spastischen Hemiplegie vorausgegangene Erscheinungen.
	Männlich.	Weiblich.			
10.	O. Z.		Regelmässig gebaut.	8 Monate.	Mit dem Eintritt des Zahnens oft Hitze und leichte Convulsionen. Eines Tages Steigerung der Erscheinungen bis zur Hirnaffection und spasmodischer Paralyse des rechten Armes und Fusses mit Contractur.

Alter und Zustand der Patienten bei der Aufnahme in meine Anstalt.	Erfolg der Cur.
9 Jahre. *Hemiplegia spastica dextra.* Ein ziemlich gut ernährter, aber doch blass aussehender Knabe. Mutter sehr nervös. Gesichtsausdruck der eines beschränkten Geistes; Sprache etwas erschwert, was von krampfhafter Beschaffenheit der Sprachmuskeln herzukommen scheint. Auge und Gehör rechts schwächer; die Zähne dieser Seite kariös und schwarz; das Kauen erschwert; Arm etwas magerer, schwächer. Zuweilen schnellen die gefassten Gegenstände durch Krampf unwillkührlich aus der Hand, besonders wenn Patient plötzlich erschrickt. Das Bein etwas dünner und krampfhaft steif; *Pes equinus.*	*Pes equinus* geheilt, Arm und Fuss gebrauchsfähiger; das Allgemeinbefinden entschieden gebessert.

II. Paraplegia cerebralis spastica.

Es kommt im Kindesalter auch eine Form von spastischer Paralyse der beiden untern Extremitäten vor, die sich
gleichfalls unter den Erscheinungen von Hirnaffection aus-
bildet, von der ich im Ganzen eilf Fälle in meinem Institute
beobachtet und behandelt habe. Auch bei diesen Kindern
waren Störungen der Geistes- und der Sinnesfunctionen,
simpelhaftes Aussehen, Schielen, Speichelausfluss, auffallende
Nervenreizbarkeit etc. in höherm oder milderem Grade zugegen; beide Beine theils gar nicht, theils weit weniger
atrophisch und kalt, als in unsern Fällen; von Deformitäten,
wie bei *Hemiplegia spastica, Pes equinus,* Retraction der
Knieflexoren und Adduction der Oberschenkel vorhanden;
ausserdem mit der Paralyse der untern Extremitäten nicht
selten paralytische Schwäche und spastische Contracturen
der einen oder beiden obern verbunden, lauter Symptome,
die unsere *Paralysis infantilis spinalis* ausschliessen. Ueberdiess besitzen diese Kinder immer noch so viel Kräfte in
den Beinen, dass sie trotz der Knie- und Fusskrümmun-
gen an der Hand geführt noch zu gehen im Stande sind;
eine Fähigkeit, welche bei unsern Paraplegien immer gänzlich verloren gegangen ist. Das hauptsächlichste diagnostische Moment beruht aber hier wiederum in dem spastischen
Charakter der afficirten Muskeln, wie bei den halbseitigen
Gehirnlähmungen gegenüber der ungemein schlaffen Muskulatur unserer Paralysen, ein Moment, dem man überhaupt
bei der Diagnose der Lähmungen nicht genug Werth bei-
legen kann. Ich habe diese spastische Beschaffenheit bei
den einen Paralysen immer als so constantes charakteristi-
sches Symptom auftreten und bei andern wieder ebenso
durchgehend fehlen sehen, dass ich mich der Ansicht nicht
erwehren kann, es möchte auf Grund derselben eine Einthei-
lung aller Lähmungen, deren ich so viele und verschiedene

zur Beobachtung bekam, und demzufolge auch aller paralytischen Contracturen und Deformitäten in zwei grosse Gruppen, in spastische und nichtspastische gerechtfertigt erscheinen. Jenen, den spastischen Lähmungen, würden dann die cerebralen zufallen, unter den nichtspastischen dagegen unsere spinalen Formen begriffen sein. Die ersteren, also die spastischen Hirnlähmungen, dürften sich dadurch charakterisiren, dass der Reiz bei ihnen ein eigenthümlicher fortdauernder ist, der sich in dem krampfhaften Zittern der Muskeln, dem Erschrecken, auffallender Aengstlichkeit der Kinder etc. immer von neuem geltend macht; bei den nichtspastischen dagegen, somit unsern Formen, ist er erloschen, und wir finden statt jeder krampfigen Natur die beschriebene soweit davon entfernte grosse Schlaffheit und Apathie der afficirten Muskulatur.

Je nach diesem Verhalten, je nach der Zugehörigkeit zu der einen oder andern der beiden Klassen, welche schon aus der Form der Contractur sich eruiren lässt, wäre dann der untersuchende Arzt in den Stand gesetzt, auch gleich auf die Entstehung und die Species des Uebels einen Schluss zu ziehen.

Um von der eben beschriebenen spastischen Cerebralparaplegie gleichfalls einige Beispiele zu geben, lasse ich im Anschluss mehrere tabellarisch geordnete Fälle derselben, Vergleichungshalber, unmittelbar hier folgen.

Paraplegia spastica

Nro.	Geschlecht.		Zustand des Kindes von seiner Geburt bis zum ersten Anfall.	Alter zur Zeit des primären Anfalls.	Unmittelbar der spastischen Paraplegie vorausgegangene Erscheinungen.
	Männlich.	Weiblich.			
1.		F. D.	Gesund und normal gebaut.	9 Monate.	Bis zu dieser Zeit ein blühendes, kräftiges Kind; darauf schweres Zahnen, grosse Hitze, Fieber, viel Schwitzen, Schreien, Convulsionen, Hinaufziehen beider Beine; im Schlaf die Augen halb offen, nach oben verdreht. Bis zum neunten Jahr häufig unwohl und jedesmal Gichter. Die Beine vom Anfang an immer krampfhaft hinaufgezogen und steif; Gehen und Stehen nie möglich.
2.	F. I.		Gut gebaut. Gleich nach der Geburt Gichter.	2 Tage.	Bei der Geburt die Nabelschnur um den Hals geschlungen, die Gichter häufig wiederkehrend bis zu 1½ Jahren. Dabei klein und viel kränklich. Beide Beine im Knie retrahirt und *Pes equinus spasticus.*
3.		L. S.	Gerade gebaut und gesund.	8 Monate.	Beim Zahnen viel krank, Hitze, Fieber, Gichter, während 2 Jahren Erscheinungen von Gehirnaffection.

in 8 Fällen.

Alter und Zustand der Patienten bei der Aufnahme in meine Anstalt.	Erfolg der Cur.
12 Jahre. *Paraplegia spastica.* Aussehen frisch und kräftig, aber stupid, schielend, oft spontaner Speichelausfluss, Sprechen undeutlich, erschwert; Kopf etwas gross. Beide Beine spastisch im Knie- und Hüftgelenk angezogen. Bei Aufregungen unwillkürlicher Urinabfluss. Eigenwärme etwas vermindert. Patientin hatte noch 12 Geschwister, die alle theils todt geboren, theils nach der Geburt an Gichtern gestorben sind.	Die Contracturen beider Beine gehoben; das Gehen mit und ohne Maschine ermöglicht.
5 Jahre. *Paraplegia spastica.* Aussehen ziemlich gut, aber sehr nervös und irritirt; feine Haut, blonde Haare, Sprechen erschwert, auffallende Protuberanzen am Hinterkopfe. Zähne schwarz, Speichelausfluss. Rechter Arm und rechte Hand paralytisch geschwächt und spastisch contrahirt; Beine dünner, *Pedes equini spastici;* Gang auf den Fussspitzen und nur mittelst Führens.	Deformitäten beseitigt, Gehen leicht und ohne alle Unterstützung möglich; Allgemeinbefinden gekräftigt.
4 Jahre. *Paraplegia spastica.* Gesundes, frisches Aussehen; sehr nervös, furchtsam, zusammenschreckend, krampfhaft, schusselig; Geistesfähigkeiten beschränkt; beide Arme und Beine spastisch gelähmt, Contracturen, *Pedes equini spastici.* Beim Ausdehnen der krampfhaft retrahirten Muskeln Widerstand und rasches Zurückschnellen der Theile in die abnorme Richtung. Temperatur und Muskulatur nicht verändert. Patient geht geführt auf den Fussspitzen.	Ebenso.

Nro.	Geschlecht.		Zustand des Kindes von seiner Geburt bis zum ersten Anfall.	Alter zur Zeit des primären Anfalls.	Unmittelbar der spastischen Paraplegie vorausgegangene Erscheinungen.
	Männlich.	Weiblich.			
4.	W. N.		Normal gebaut und kräftig.	4 Wochen.	Grosse Kränklichkeit, Hitze, Fieber, Schreien; Gehirnaffection, Blutigel an Kopf etc. Später immer schwächlich, elend, konnte lange nicht stehen und gehen. Muskeln krampfhaft retrahirt, *Pedes equini spastici*, mit 3 Jahren Krampfhusten.
5.		K. L.	Gut gebaut.	6 Monate.	Gichter, Hitze, Schreien, Convulsionen, Verdrehen der Augen, spastische Affection der Arme und Beine.
6.	K. B.		Gesund und gerade.	7 Monate.	Mit dem Zahnen viel krank, Gichter; Arme geschwächt, Beine im Knie retrahirt, *Pedes equini*.
7.		K. B.	Gut gebaut.	7 Jahr.	Bis dahin gesund und gerade; das Mädchen ging schon in die Schule. Eines Tages Hitze, Fieber, Gehirnaffection, Schmerzen in den Beinen während 3 Wochen, Retractionen; Patientin konnte nicht mehr gehen und stehen.
8.	E. H.		Gesund, aber als 7 Monat altes Kind sehr klein, hatte einen Wasserkopf.	—	Nach der Geburt viel geschrieen, oft Gichter, schwer gezahnt; bis zu $^3/_4$ Jahren wegen des Wasserkopfes Heftpflasterbehandlung. Spastische Hüft- und Knieretractionen, *Pedes equini spastici*, paralytische Schwäche der Arme.

Alter und Zustand der Patienten bei der Aufnahme in meine Anstalt.	Erfolg der Cur.
11 Jahre. *Paraplegia spastica.* Gesundes Aussehen, aber sehr nervös, furchtsam, leicht zusammenschreckend; Sprache erschwert, stotternd; bei Aufregungen unfreiwilliger Abgang des Urins und Stuhlgangs. Arme und Beine spasmodisch afficirt. Patient geht geführt auf den Zehen. Eigenwärme nicht vermindert, Atrophie nicht bedeutend.	Normalisirung der Extremitäten, Besserung des ganzen Zustandes.
3 Jahre. *Paraplegia spastica.* Aussehen gut, Körper gehörig entwickelt, keine Atrophie der untern Extremitäten, *Pedes equini,* Musculatur straff, krampfhaft.	Dessgleichen.
5 Jahre. *Paraplegia spastica.* Aussehen unkräftig; etwas stupid, schielend, obere und untere Extremitäten afficirt, an den Armen leichte Contracturen; Beine im Knie retrahirt, *Pedes equini,* und krampfhaft adducirt. Eigenwärme nicht verändert, wenig Atrophie. Patient kann nicht gehen.	Dessgleichen.
9 Jahre. *Paraplegia spastica.* Aussehen gesund und ziemlich kräftig; Haut und Haar dunkel; Geistesfähigkeiten schwach; Arme und Beine afficirt, rechts mehr als links, *Pedes equini;* spastische Beschaffenheit der retrahirten Muskeln. Eigenwärme und Ernährung der afficirten Theile etwas vermindert.	*Pedes equini* geheilt, Arme und Beine gekräftigt.
14½ Jahre. *Paraplegia spastica.* Aussehen schwächlich, blass, etwas stupid, nervös; paralytische Schwäche beider Beine mit Retráction im Hüft- und Kniegelenk, *Pedes equini spastici.* Affection beider Arme ohne Deformität. Eigenwärme wenig vermindert, die Glieder etwas dünner. Patient geht sehr beschwerlich mit Krücken.	Beseitigung der Deformitäten, Erleichterung des Gehens ohne Unterstützung, Hebung der Constitution.

III. Cyphosis paralytica (Malum Pottii).

Mit dem Pott'schen Uebel oder Paraplegie in Folge von Druck des Rückenmarks durch Knochenschwellung, Tuberkelbildung, Caries der afficirten Wirbelkörper ist eine Verwechslung in keinem Stadium dieser Krankheit möglich. In drei von mir behandelten derartigen Fällen waren beide untern Extremitäten aufs Grässlichste verkrümmt und abgemagert, Bewegung und Empfindung total erloschen; allein bei alldem zeigte sich die normale Eigenwärme nicht im Geringsten vermindert. Die vollkommene Aufhebung der Empfindung wie in diesen Fällen fand ich bei anderartigen Paralysen nirgends mehr; eine solche scheint fast nur bei Druck und Affection des Rückenmarks in seinem ganzen Durchmesser stattzufinden.

Bei diesen Fällen fand ich auch die Marshall-Hall'schen Reflexactionen, welche bei unserer Kinderlähmung gänzlich fehlen, deutlich und schön ausgeprägt. Folgende Krankengeschichte dürfte den Gegensatz zwischen diesem Leiden und unseren Paraplegien deutlich zeigen.

1. Fall von *Cyphosis paralytica.*

J. G., Töchterchen einer gesunden und kräftigen Mutter, aber eines zur Zeit der Geburt des Kindes schon älteren und schwächlichen Vaters, zeigte in den ersten Lebensjahren im Ganzen eine gute Gesundheit, doch schon in dieser Zeit eine etwas scrophulöse Constitution. Im fünften Jahre fing das Kind an zu kränkeln, wurde reizbarer, empfindlicher und hielt sich beim Gehen im Oberkörper steif und gezwungen. Bald bemerkte man im untern Dorsaltheil des Rückgrates eine kleine Erhöhung, die im Verlauf eines Jahres sich immer mehr vergrösserte und mit zunehmender Kränklichkeit parallel ging. Stehen und Gehen war in Folge davon nur an der Hand geführt möglich. Im siebenten Jahre bemerkte man mit zunehmender Protuberanz des zehnten bis zwölften Rückenwirbels allmälig Erscheinungen von Druck des Rückenmarks, indem das Kind zwar die Beine im Liegen noch bewegen aber nicht mehr stehen konnte. Nach Verfluss von einigen Wochen waren dieselben ganz lahm und contrahirt, die schon früher begonnene Abmagerung nahm zu, Blase und Mastdarm zeigten sich etwas geschwächt, so dass der Urin zuweilen unwillkürlich abging. Es wurden nun verschiedene innere und äussere Mittel, Soolbäder, Thermen etc. angewandt, doch ohne allen Erfolg. Um diese Zeit wurde Patientin auch mir vorgestellt und ich fand folgende Erscheinungen.

Das Kind war nun zwölf Jahre alt, sehr aufgeregt, mager, sein Aussehen blass, erdfahl, scrophulös, Blase und Mastdarm sehr geschwächt. An der angegebenen Stelle zeigte sich eine kyphotische Erhöhung der vier untersten Rückenwirbel mittleren Grades, aber ohne allen Schmerz beim Druck. Die Arme von jeder paralytischen Affection frei, die Beine dagegen vollständig gelähmt und grässlich abgemagert, im Hüft- und Kniegelenk contrahirt. Kneift oder sticht man die Haut der paralysirten Extremitäten an einer Stelle, so hat Patientin nicht die mindeste Empfindung hievon, es ziehen sich aber die aller spontanen Bewegungsfähigkeit beraubten Beine willenlos reflectorisch zusammen. Die gelähmten Gliedmassen fühlen sich an ihren Bedeckungen nicht kalt, sondern eben so warm, wie die gesunden Körperstellen an. Die Messung der Temperatur bei diesem Falle ergab bei 14⁰ Zimmerwärme nach Reaumur folgende Verhältnisse:

	Rechts	Links
In der Halsgegend	28⁰ R.	—
In der Rückengegend	28⁰	—
In der Lendengegend	27$\frac{1}{2}$⁰	—
Am Oberschenkel	28⁰	27⁰

	Rechts	Links
Im Kniegelenk	27⁰	27⁰
Am Unterschenkel	25¹/₂⁰	25⁰
An dem Fussrücken	24¹/₂⁰	25⁰
An der Fussohle	25⁰	25⁰

IV. Rhachitische Verkrümmungen.

Ueber den Unterschied zwischen rhachitischen Verkrüm-. mungen bei Kindern und den Deformitäten bei unserer Kinderlähmung beziehe ich mich auf das bei dem Hutin'schen Fall Gesagte und halte die Angabe weiterer diagnostischer Momente für überflüssig. Wenn bei diesen rhachitischen Verkrümmungen zugleich Muskelschwäche sich vorfinden, wie auch mir Fälle vorkamen, so sind doch diese als keine eigentlichen Paralysen, sondern als parese Zustände zu betrachten.

V. Unvollkommne Paralysen in Folge rheumatischer und anderer entzündlicher Affectionen der untern Extremitäten.

Zuweilen kommen auch bei Kindern vorübergehende unvollkommene Lähmungserscheinungen in Folge von leichten entzündlichen rheumatischen Affectionen des Hüftgelenkes, Kniegelenkes etc. mit Muskelretractionen des kranken Beines vor, wodurch das Stehen und Gehen entweder momentan unmöglich oder doch erschwert ist; allein diese Zustände zeigen sich einmal erst später, sind leichter Art und verschwinden nach Beseitigung der allgemeinen und lokalen Krankheitserscheinungen bald wieder.

Aehnliche Fälle scheinen Kennedy's und Rilliet's in den angeführten Schriften enthaltene temporäre Paralysen zu sein, welche im Alter von neun Monaten bis zu neun Jahren, oder auch später plötzlich auftreten und eine oder die andere

Extremität mit gleichzeitigen Contracturen befallen. Dabei soll die Empfindlichkeit gesteigert und die Temperatur nicht vermindert sein. Die Abwesenheit verschiedener unserer Kinderlähmung zukommender charakteristischer Erscheinungen, sowie die temporäre Existenz dieser Paresen, — im Gegensatz zu der dauernden unheilbaren Natur jener — lassen gleichfalls keine Verwechslung zu. Ausser den genannten Zuständen des kindlichen Alters mögen wohl noch andere paralytische oder paresische Affectionen der Glieder vorkommen, welche die, mit unserer Kinderlähmung weniger vertrauten Aerzte einen Augenblick im Zweifel lassen könnten, ob sie zu letzterer gehören oder nicht; wie z. B. in folgendem Fall:

Ein Kind von zwei bis drei Jahren zeigte vom vierten Lebensmonat an eine eigenthümliche Apathie, blödsinnigen Ausdruck, allgemeine Schwäche, Schlaffheit und Abmagerung der Glieder ohne Verkrümmung, ohne Convulsionen; das Kind konnte weder stehen noch gehen und im vierten Jahre erfolgte der Tod. Bei der Section fand man den grossen Längenblutleiter stark mit Blut gefüllt, die Rindensubstanz des grossen Gehirns grünlich, ödematös, zwischen den Gehirnwindungen Serum, in den seitlichen Gehirnhöhlen Wasser. Allein hier konnte man durch den chronischen Verlauf, durch den blödsinnigen Ausdruck, die Abwesenheit von Contracturen und Deformitäten die Diagnose sicher stellen.

VI. Progressive Muskelatrophie.

In den letzten Jahren hat man die progressive Muskelatrophie älterer Leute in vergleichende Verbindung mit unserer Kinderlähmung gebracht.

Dr. Wachsmuth (Henle und Pfeufer's Zeitschrift VII. Bd. 1. und 2. Heft) sagt in diagnostischer Beziehung darüber folgendes:

„Die progressive Muskelatrophie kann verwechselt werden mit der von R i l l i e t „essentiell" genannten (also mit unserer spinalen) Lähmung der Kinder. So leicht die Unterscheidung beider bei ihrem Entstehen ist, da die letzte immer in einem ganz bestimmten Lebensalter (von sechs bis sechs und dreissig Monaten, sehr selten später) und stets ganz akut, als Lähmung, der erst die Atrophie nachfolgt, auftritt, so gross kann ihre Aehnlichkeit werden, wenn sie erst in späterem Verlauf zur Beobachtung kommt. Die Reste einer „essentiellen Lähmung" bei Erwachsenen müssen unter Umständen eine um so grössere Analogie mit gewissen Stadien der progressiven Atrophie gewinnen, als bei beiden grosse Abmagerung, unvollkommene Lähmung, Erhaltung der Sensibilität und völlige Integrität des Centralnervensystems gefunden werden. Die Diagnose der essentiellen Lähmung wird indessen durch folgende Umstände gesichert. Sie betrifft fast immer eine oder beide unteren Extremitäten, seltener den Arm. Die Atrophie beschränkt sich niemals auf die Muskeln, sondern stets sind auch die Knochen in ihrem Wachsthum zurückgeblieben und die befallene Extremität desshalb verkürzt; die Haut ist blauroth gefärbt, ihre Temperatur stets thermometrisch tiefer, die Deformität meist bedeutender, nie werden fibrilläre Vibrationen beobachtet, und endlich fehlt die Progression der Lähmung, die im Moment des Eintretens am stärksten ist und von da an eher ab- als zuzunehmen pflegt." Zu dieser von W a c h s m u t h citirten Stelle füge ich noch bei, dass bei progressiver Muskelatrophie ein gleichzeitiges Abnehmen aller Muskelkräfte der afficirten Glieder und demzufolge kein gestörter Antagonismus und keinerlei Contracturen vorkommen, dass dieselbe chronisch auftretend sich allmählig über sämmtliche Muskeln des Körpers erstreckt und bei ihr sich keine eigentliche Lähmung, sondern nur ein successives immer Schwächerwerden der ganzen Muskulatur, mit deren Atrophie parallel gehend, und unmittelbar für sich zum Tode führend, bemerklich macht. Uebrigens kann schon eine ganz oberflächliche Anamnese die Entstehungszeit eines fraglichen Falles ermitteln und dessen Zurückführung auf das früheste Kindesalter die Bedenklichkeiten von Dr. Wachsmuth zum Voraus zerstreuen. Dr. Roberts stimmt in seiner vortrefflichen Abhandlung über die progressive Muskelatrophie da, wo er die Diagnose derselben von unsern Lähmungen fest stellt, ganz mit mir überein. Er führt einen Fall der letzteren Art, welche er aus eigener Erfahrung sehr gut zu kennen scheint, ausführlicher an, um auf solche Weise den Gegensatz deutlich hervorzuheben und erwähnt auch, dass schon die Anamnese, welche eine Entstehung desselben mit anderthalb Jahren ergab, ihm jeden Zweifel benommen habe, dass der betreffende Fall eine sogenannte essentielle Kinderlähmung gewesen und schliesst mit den Worten: „Alle Erscheinungen (desselben) wiesen ganz unzweifelhaft auf einen centralen Ursprung im Rückenmark hin." Wenn es sich noch darum handeln kann, gewisse vorübergehende Contracturen, z. B. bei hysterischen, tetanischen Affectionen etc. auch nur entfernt mit unserer Paralyse in Zusammenhang zu bringen, so ist die Verschiedenheit, beruhend in eben diesen zu Grunde liegenden Leiden, in dem Verschwinden und wieder Auftauchen der Krankheit etc. zu augenfällig, als dass ein näheres darauf Eingehen nöthig wäre. Die Lähmungsformen, welche Leroy d'Etiolles in seiner berühmten Preisschrift beschrieben, machen, ganz abgesehen von ihren Erscheinungen, schon aus dem Vorhandensein oder Fehlen der ihnen ganz specifischen Ursache die Diagnose unzweifelhaft. Dass es Fälle von Hemiplegie gab, welche man wegen des Schwunds, der Verkürzung des Beins und Senkung des Beckens für Coxalgie hielt, brauche ich wohl bloss als Thatsache anzuführen, ohne auf Unterschiede näher hinzuweisen.

Was schliesslich die sogenannten idiopathischen, essen-

tiellen, myopathischen und ähnlich benannten Lähmungen
betrifft, so kann hier, wie aus Früherem klar ist, der unseren gegenüber nicht die Rede sein von einer Diagnose
verschiedenartiger Paralysen, insoweit sie unsere Formen,
nur unter verändertem Namen, begreifen und in diesem Sinne
heisst, eine Diagnose der einen oder andern Art stellen, nur
soviel als die Ursache ein und derselben Paralyse nach dieser
oder jener Theorie bestimmen.

Wenn unter den angeführten Namen aber mit unserer
Kinderlähmung noch andere nicht zu derselben gehörige
Affectionen vereinigt wurden, wie augenblicklich eintretende
und bald wieder schwindende Paralyse eines Muskels oder
erwiesenermassen auf peripherischer Affection beruhende,
ohne Symptome von Störung der Nervencentren eintretende
und vorübergehende partielle Lähmungen oder Muskelent-
zündungen oder gar blosse Muskelschwächen, so scheiden
sich diese selbst schon durch ihr Auftreten aus unseren Fällen
aus. In Anbetracht der letzteren, denen zu unserer Paralyse nicht weniger als das Wesen der Lähmung selbst abgeht, wird gegenwärtig von so vielen Seiten gegen den
Begriff der Paralyse gesündigt; ein Wort, mit dem man
grosse Verschwendung getrieben, indem man kein Bedenken
trug, Fälle von blosser Parese, ja oft nur von Muskelschwäche und Atonie, als Lähmungen aufzuführen und ihnen
Beweiskraft für solche beizulegen; daher kann man bei der
Sonderung solcher Fälle von wirklichen Paralysen nicht
streng genug gegen sich selbst zu Werke gehen.

Prognose.

Die Prognose ist unter zwei Hauptgesichtspunkten zu betrachten:

1. in Beziehung auf den Einfluss der abgehandelten Paralyse auf das Leben der Kranken überhaupt;

2. in Bezug auf die Heilbarkeit, resp. Verbesserlichkeit des Leidens und der in seinem Gefolge auftretenden Deformitäten etc.

In ersterer Hinsicht kann die Vorhersage nur günstig genannt werden; denn die mit dieser Krankheit behafteten Individuen können trotz der bedauerlichen Lage, in die sie durch den hülflosen Zustand ihrer gleichsam halbtodten Gliedmassen versetzt sind, ein höheres Alter erreichen, wofür nicht nur der oben erwähnte, an einer Paraplegie leidende, im neun und vierzigsten Jahre an einer zufälligen Krankheit gestorbene Patient Hutin's, sondern auch andere zu meiner Kenntniss gelangte, und ohne ärztliche Behandlung gebliebene Fälle sprechen, von denen ich nur zwei Individuen von fünf und vierzig und sechs und fünfzig Jahren hervorheben will, welche, obwohl sie auf niederen Wägelchen oder auf Händen und Knieen nur kümmerlich von einer Stelle zur andern sich schleppen, doch bei kräftigem, robustem Oberkörper einer ungetrübten Gesundheit geniessen. — Auch von den in meiner Behandlung gestandenen Kranken haben bis jetzt manche ein Alter von vierzig und mehr Jahren erreicht, und befinden sich, nach wiederholt eingezogenen Nachrichten

fortwährend wohl. Die geringen Folgen dieser Paralyse auf
die Existenz des Lebens sind in der That höchst merkwürdig
und charakterisiren dieselbe auch in dieser Hinsicht wesentlich von andern Arten von Para- und Hemiplegie, bei welchen bald unter dem Einfluss des apoplektischen Anfalls,
bald unter hinzutretendem Decubitus, hydropischen Erscheinungen etc. auf die traurigste Weise der tödtliche Ausgang
erfolgt. Eben in dieser geringen Gefahr unserer Lähmung
für die Existenz des Lebens dürfte auch der Grund liegen,
warum fast keine Sectionsresultate, am wenigsten von fri-
schen Fällen mit Aufschlüssen über den primären Krank-
heitsherd in die Literatur gekommen sind.

2. Weniger günstig ist dagegen die Prognose in Absicht
auf die Lähmung selbst, insofern gänzliche Heilung derselben
als solcher selten im Bereiche der ärztlichen Kunst und ihrer
Mittel steht. Es gelingt jedoch, wie aus den Tabellen und
Krankengeschichten ersichtlich ist, einer methodischen, mit
gehöriger Ausdauer verbundenen Behandlung, wie sie im
Abschnitt der Therapie angegeben ist, in allen zugehörigen
Fällen eine wesentliche Verbesserung des Zustandes der Unglücklichen herbeizuführen und sie mittelst geeigneter Stütz-
vorrichtungen zu einem bald mehr, bald weniger vollkomm-
nen Gehen zu bringen, ein Resultat, das immerhin eine
grosse Erleichterung genannt werden muss, wenn man bedenkt, dass besonders die paraplegischen Kranken ohne dieselbe vielleicht ein nicht minder langes Leben als andere
gesunde Menschen, auf Händen und Füssen in trostloser
Weise zuzubringen gezwungen wären.

Der Grad einer für die Gebrauchsfähigkeit der paralysirten Glieder zu erhoffenden Besserung wird indessen von
folgenden wichtigen Umständen bedingt:

1. von dem Masse der den Muskeln der untern Extremitäten noch erhaltenen Bewegungskraft, namentlich der
Oberschenkel;

2. dem Grade der Atrophie; je grösser erstere und je geringer letztere, desto günstiger ist die Prognose;

3. von dem Alter, in welchem der Kranke einer systematischen Kur unterworfen wird; je jünger derselbe ist, je weniger sich die Extremitäten deformirt haben, desto günstigere Aussichten bieten sich dar. Ein besonders wichtiger Umstand ist dabei der, dass im Kindesalter die Atrophie noch geringere Fortschritte gemacht hat, und dass desshalb eine frühzeitige und geeignete Behandlung von der darauf folgenden Entwicklungsperiode kräftig unterstützt wird;

4. von dem Fleisse und der Ausdauer der eingeschlagenen Kur. Es genügt nicht, die Behandlung für beendigt zu erachten, nachdem die etwa vorhandenen Deformitäten der Gliedmassen zu ihrer normalen Form zurückgebracht und die Kranken mittelst ihrer Stützmaschinen zu gehen im Stande sind. Im Gegentheil, sie muss auf eine modificirte Weise auch später eine Reihe von Jahren mit unverdrossenem Fleisse und Beharrlichkeit fortgesetzt werden, um so der Paralyse und der begleitenden Atrophie fortwährend thätig entgegenzuwirken. Unter solchen Umständen darf mit grosser Wahrscheinlichkeit angenommen werden, dass das Endresultat der mit der nöthigen Umsicht und Consequenz durchgeführten Bemühungen von einem noch höheren Grade der Besserung gekrönt werden wird, als mir in der kurzen Zeit des Aufenthalts der Patienten in meiner Anstalt zu erreichen möglich geworden ist.

Therapie.

Die Behandlung zerfällt 1. in die des primären und 2. in die des secundären Stadiums unserer Krankheitsform. Die Grundzüge einer solchen, die Gesichtspunkte, von welchen sie auszugehen hat, haben dem Entwicklungsgange des Krankheitsprocesses zufolge für beide Stadien einen abweichenden Charakter, und wenn es in dem ersten eine congestive, hyperämische, entzündliche febrile Affection ist, die wir mit den geeigneten inneren und äusseren Mitteln zu bekämpfen streben, so haben wir dagegen im zweiten Stadium gegen deren Residuen und die damit verbundenen weiteren schweren Folgen unsere Therapie einzurichten.

Behandlung des primären Stadiums.

Insofern der primäre Krankheitsverlauf häufig ein äusserst rascher ist und, wie wir gesehen haben, nicht selten schon in 12—24 Stunden mit Lähmung endigt, kommt ärztliche Hilfe allerdings meistens zu spät, oder wird wegen anscheinender Geringfügigkeit und Gefahrlosigkeit der ersten Symptome oft versäumt; damit geht aber gerade diejenige Zeit verloren, welche durch rasches Eingreifen vielleicht noch das Möglichste für das kranke Kind erhoffen liess, ein Missstand, der in seinen Folgen um so empfindlicher sich rächt, je schwerer und tiefgreifender die zurückbleibenden Störungen für das ganze Leben sich äussern. In den Fällen nun, in welchen rechtzeitig eine Behandlung eingeleitet werden kann, muss dieselbe im Allgemeinen wie bei allen acut verlaufenden, unter den Erscheinungen von Hitze, Fieber, Congestionen nach dem Gehirn und Rückenmark etc. auftretenden Kinderkrankheiten, z. B. der *Meningitis cerebralis* und *spinalis* eine antiphlogistische, kühlend abführende und ableitende sein. Daher müssen vor Allem Blutegel an den Kopf oder zu beiden Seiten der Wirbelsäule, namentlich an die Abgangsstellen des Plexus brachialis und lumbalis gesetzt werden. Bei unzweifelhaften Erscheinungen von Zahnreiz in Folge erschwerter Dentition dürften Einschnitte in das Zahnfleisch indicirt sein. Bei etwas älteren und vollsäftigen Kindern mache man kalte Umschläge auf den Kopf, Quecksilbereinreibungen längs der Wirbelsäule und besonders kleine fliegende Blasenpflasterstreifen rechts und links von derselben, und zwar wieder vorzugsweise an den Austrittsstellen des Brachial- und Lumbarplexus, ferner Klystiere, lauwarme Bäder. Innerlich gebe man kühlend abführende Mittel, die Mittelsalze mit Inf. senn. composit., Syr. mannat. etc., besonders aber Calomel, anfangs in grösseren, abführenden, später in kleineren Dosen mit Magnes. carb.; abwechslungsweise kann man auch nach Umständen Liq. Kali acetici oder Aq. Petros. geben. Haben sich Convulsionen hinzugesellt, so werden dieselben am besten schon durch die angegebene antiphlogistische Behandlung bekämpft, und durch diese ganze Verfahrungsweise der Hebung der febrilen Phänomene wie der Verhinderung von Exsudationen möglichst Rechnung getragen.

Behandlung des secundären Stadiums.

Ist die Krankheit in dieses Stadium übergetreten, entweder wegen der Erfolglosigkeit der früher angewandten Mittel, oder weil die Anwendung solcher überhaupt ganz unterlassen worden war, so ergeben sich für die Therapie folgende Indikationen:

1. Die der eingetretenen Lähmung wahrscheinlich zu Grunde liegenden Extravasat- oder Exsudatbildungen möglichst rasch zur Resorption zu bestimmen und dadurch die Centren des Nervensystems von etwaigem Drucke zu befreien.

2. Die in höherem oder geringerem Grade paralysirten Nerven und Muskeln der Gliedmassen, und häufig auch des ganzen Oberkörpers wieder anzuregen und zu beleben.

3. Insbesondere der zunehmenden Atrophie der afficirten Muskeln entgegenzuwirken, und, soweit sie schon eingetreten, dieselbe nach Möglichheit zu vermindern.

4. Der Entstehung von Verkrümmungen und Deformationen der Extremitäten und des Rückgrats vorzubeugen und

5. die zur Ausbildung gekommenen Contracturen wieder zu beseitigen und sodann die normalisirten Gliedmassen durch entsprechende Mechanismen nicht nur in ihrer geraden Richtung zu erhalten, sondern auch das in schwierigen Fällen ganz verloren gegangene Steh- und Gehvermögen wieder möglichst herzustellen.

6. Die etwa mit skrophulösen oder andern dyskrasischen Momenten im Zusammenhang stehenden Complikationen zu bekämpfen und auf jede Weise die Gesammtconstitution der Kranken zu stärken und zu consolidiren.

Ad 1. Die zur Beförderung der Resorption etwa vorhandenen Entzündungsprodukte geeigneten Mittel richten sich selbstverständlich nach dem Alter und der Individualität der Patienten.

In allen Fällen dürften auch jetzt noch fliegende Blasenpflasterstreifen an den angegebenen Stellen des Rückgrats indicirt sein.

Bei kleinen Kindern kann man, um einen leichten Ausschlag hervorzubringen, Crotonöleinreibungen vornehmen lassen.

Innerlich gibt man Jodkalium, Leberthran, Arnica, je
nach Zeit und Umständen bald das eine, bald das andere.
Nebenher ist der Gebrauch von Salzbädern angezeigt.
Zur Realisirung der unter Nr. 2 angeführten Indikationen wandte ich vorzugsweise Mittel an, die theils eine
specifisch reizende Beziehung zum Spinalnervensystem äussern, oder sich bei Lähmungen überhaupt wirksam gezeigt
haben; es sind diess die Strychnin haltigen Präparate. Es
wurde mit dem Extractum nucis vom. spirit. in Verbindung
mit Camphor und Tinct. pyrethr. zweimal täglich 12 Tropfen
angefangen und mit bis zu 24 Tropfen steigender Gabe vier
Wochen lang fortgefahren. Gleichzeitig verband ich damit
täglich zweimal Einreibungen von Extr. nuc. vom. spirit.
mit Alkohol und Liq. Amm. caust. auf die unteren Extremitäten und das Rückgrat. Nach einer vierzehntägigen Pause
liess ich gewöhnlich den innerlichen Gebrauch von salpeter-
saurem oder essigsaurem Strychnin folgen und zwar mit der
Zeit aufsteigend von $\frac{1}{16}$ Gr. bis zu $\frac{1}{6}$ Gr. pro dosi, zweimal täglich gegeben. Gleichzeitig wende ich dieselben Mittel
endermatisch an auf die mittelst eines Blasenpflasters bei
Paraplegie rechts und links in der Gegend des Abgangs des
Plex. lumbalis aufgezogenen von der Epidermis entblösten
Flächen, in der Art, dass während 3—6 Tagen alle 24 Stunden $\frac{1}{4}$ Gr. desselben Pulvers eingestreut und dann die
wunden Stellen mit Heftpflaster bedeckt wurden. Während
sich auf Nux vom. keine wahrnehmbaren Erscheinungen
einer intensiveren Einwirkung zeigten, stellten sich beim
angegebenen Gebrauch des Strychnin, wenn auch erst bei
gesteigerten und stärksten Dosen, und gleichzeitiger innerer
und äusserer Anwendung, nicht selten schon nach $\frac{3}{4}$—$1\frac{1}{2}$
Stunden elektrische Erschütterungen oder Zusammenschrecken
des ganzen Körpers ein, wobei indessen von eigentlichen
convulsivischen Bewegungen, sei es der paralysirten oder
der gesunden Gliedmassen, nichts beobachtet wurde. In

manchen Fällen trat eine deutliche momentane Vermehrung der Wärme und Transspiration in den gesunden und kranken Gliedern ein. Von einem merklichen Einfluss auf das Bewegungsvermögen der paralysirten Muskeln aber konnte ich in den meisten, namentlich den intensiveren Fällen, nichts wahrnehmen. Ausser diesen Mitteln lasse ich auch Einreibungen der gelähmten Theile mit Phosphor und Ol. anim. aeth., ferner von kaustischem Ammonium mit Spiritus formic. und Tinct. cantharid., oder von Ol. Sinapeos machen. Diese täglich zweimal während längerer Zeit fortgesetzten Frictionen bewirkten starke Reizung der Haut und ihrer Nerven, sowie des ganzen Capillarsystems. Bei etwas älteren Patienten versucht man Thermalbäder, wie Wildbad, Gastein, obwohl ich, auch nach wiederholtem Gebrauch, selten wesentlichen Erfolg davon gesehen habe; ferner warme Eisenschlammbäder, warme und kalte Douchen, Seebäder, Sulzbäder.

In Fällen, wo scrophulöse oder sonstige discrasische Complicationen vorhanden sind, suche man dieselben durch Soole- oder Salzbäder, Leberthran, Jodeisen etc., sowie durch kräftige Ernährung zu beseitigen.

Der ad 3 genannten Indication, nämlich der beginnenden Atrophie zu begegnen oder die eingetretene zu vermindern, entsprechen theils die im Vorhergehenden genannten Mittel, namentlich aber länger fortgesetzte und wiederholte warme animalische Bäder, Malz-, Ameisen-, Kalilaugen- und Kiefernadelbäder; Frictionen mit Bürsten und Flanell, active und passive gymnastische Exercitien, zu letzteren eignet sich in vortrefflicher Weise die Tab. XIV. angegebene Bewegungsmaschine. Ueberdiess versäume man nicht die Anwendung des Galvanismus auf die paralysirten Muskeln in der von Duchenne empfohlenen lokalisirten Weise, wovon später noch specieller die Rede sein wird.

Ad 4 und 5. Bilden sich in Folge von Retractionen

der noch mit einem gewissen Grad von Lebensthätigkeit
begabten Muskeln und Sehnen Verkrümmungen der Gliedmassen, so suche man diess durch entsprechende Reten-
tivvorrichtungen, durch die in D u c h e n n e's Werk empfohlenen Kautschukverbände, oder durch mit Drahtspiral-
federn versehene lederne Bandagen zu verhindern. Haben
sich aber bereits Sehnen- und Muskelcontracturen mit dem
ganzen Heer der verschiedenen Folgezustände, wie sie oben
im Capitel der secundären Erscheinungen beschrieben wurden, gebildet, so ist die Behandlung eine complicirtere.
Vor allem bedürfen die mehr oder weniger kalten, abgemagerten, lahmen und zusammengeschrumpften Glieder, um
mit S t r o m e y e r zu reden, der Aufthauung durch warme und
Dampfbäder; die verkürzten Muskeln und Bänder reibe man
gleich nach dem Bade während $^1/_4$ Stunde mit erweichenden
Salben, reinem Fett oder Oel tüchtig ein; durch diese Manipulationen werden nicht nur die starren Theile geschmeidiger
gemacht, sondern die in stärkerem Grade auf die ganze
Oberfläche der Extremitäten ausgeübten Frictionen gewinnen
auch einen wichtigen vorbereitenden Einfluss auf die spätere
Behandlung. Hierauf umwickle man nun die deformirten
Füsse mit Flanellbinden und setze dieses einleitende thera-
peutische Verfahren in der beschriebenen Weise während
einiger Wochen fort, und schreite sodann zur Anwendung
von mechanischen Vorrichtungen und Apparaten, und zwar
je nach der Form der Verkrümmung mit verschiedener
Modifikation.

Hat man Contracturen nicht nur des Ober- und Unterschenkels, sondern auch des Fusses zu beseitigen, so ist es
besser, erstere vor den letztern in Angriff zu nehmen. Man
wähle hiezu einen einfachen Extensionsapparat, z. B. den
Boyer-Heine'schen, oder den von mir für Hüftgelenksdefor-
mitäten construirten bekannten Extensionsapparat. Ist damit das erstrebte Resultat erreicht, so handelt es sich

erst darum die noch vorhandene Verkrümmung der Füsse zum weitern Gegenstande eines therapeutischen Eingriffes zu machen. Zu dieser Rectifikation eignet sich am besten der für die Bettlage abgeänderte Scarpa'sche gefütterte Blechschuh.

Wie bei jeder mechanischen Behandlung deformirter Glieder überhaupt, so dürfen auch hier die Mechanismen ihre Wirkung nur in allmälig verstärkter Weise äussern. Mit deren Anwendung sind zur Unterstützung des orthopädischen Heilverfahrens die oben genannten warmen Bäder und Manipulationen fortwährend zu verbinden.

Zeigt es sich nach kurzer Zeit, dass die verkürzten Sehnen der Behandlung einen nur schwer zu überwindenden Widerstand entgegensetzen und bei der Extension straff hervortreten, so schneide man die spannenden Theile ohne Sorge und Rücksicht auf die paralytische Natur der Verkrümmungen durch und behandle diese leichten Verwundungen auf die bekannte Weise. Nach einigen Tagen wird mit der vorherigen Behandlung wieder fortgefahren. Bald wird man in solchen Fällen die freudige Beobachtung machen, wie jetzt nach Hebung wesentlicher Hindernisse die Beseitigung der Contracturen viel rascher vorschreitet und eine vollständige Geradestellung der Extremitäten mit Sicherheit zu erwarten ist.

Von einem etwa zu befürchtenden dauernd nachtheiligen Einfluss der Tenotomie auf die ohnediess geschwächten Glieder, wie von manchen Aerzten angenommen wird, kann schon darum keine Rede sein, weil die getrennten Sehnenenden sich durch Zwischensubstanz ja bald wieder vereinigen und erfahrungsgemäss die vor der Operation stattgehabte Muskelthätigkeit wieder unbeeinträchtigt zurückkehrt.

Das Gesagte hat sich mir in seinem ganzen Umfange, wie bei diesen paralytischen Deformitäten, so auch bei vielen hundert, anderer Ursache entsprungenen Extremitätenverkrümmungen durch mehr denn 2000 Sehnen- und Muskeldurchschneidungen, die ich seit dem Jahre 1838 auszuüben Gelegenheit hatte, bewährt, und damit den unschätzbaren Nutzen dieser Operation glänzend bestätigt.

Allein, abgesehen von dem direkten Nutzen der Tenotomie, besitzt sie noch einen indirekten, nicht weniger wesentlichen bei diesen Lähmungszuständen, indem sie es durch die Aufhebung der Retractionen und die Herstellung freierer Gelenksbewegungen möglich macht, lokomotorische Uebungen aller Art vorzunehmen, die Muskel- und Nerventhätigkeit anzuregen und dadurch der Lähmung selbst entgegen zu arbeiten. In diesem, nicht aber in dem von Breuning in seinem oben angeführten Schriftchen gemeinten Sinne, wornach der Sehnenschnitt ein direktes Wiederbelebungsmittel sein soll, ist die ausgezeichnete Wirkung der Tenotomie bei unsern Lähmungsformen zu beurtheilen.

Nachdem die Gliedmassen durch die angegebene Behandlung mehr oder weniger vollständig ihre normale Form erlangt haben, bedarf es jetzt, namentlich bei para- und hemiplegischen Patienten, entsprechender Stützmaschinen, theils um die Beine und Füsse in der rectificirten Richtung zu erhalten, theils um das Stehen und Gehen zu ermöglichen und zu befördern.

Ist die Paralyse sehr intensiv, der Patient schon älter und die Atrophie weit vorgeschritten, so reicht der Rest von erhaltener Muskelkraft nicht mehr hin, die Last des Oberkörpers in den Kniegelenken zu tragen, und muss desshalb das Knie durch eine Kniekappe bis zu grösserer Kräftigung steif gehalten werden.

Ein solcher Stützapparat ist Tab. I. und II. zu sehen. In diesen schweren Fällen sind es beinahe ausschliesslich die vom Becken zu den Oberschenkeln gehenden Muskeln, durch welche das Stehen und Gehen noch ermöglicht wird.

So unvollkommen diese Gehversuche anfangs auch sind, so glücklich fühlen sich diese Leidenden dadurch, besonders da es bei vielen das erstemal in ihrem Leben ist, dass sie, wenn auch unterstützt, stehen und gehen können. Insofern bei vielen schweren Fällen in der Regel Rückgratskrümmungen zugleich vorkommen, die deutlich den Charakter paralytischer Scoliosen an sich tragen, so gebe man solchen Patienten zwei Krücken unter die Arme, welche auf wirksame Weise den Oberkörper unterstützen und das anfangs sehr beschwerliche Gehen erleichtern helfen.

Die unter partiellen Paralysen beschriebenen Fussdeformitäten, als *Varus*, *Valgus*, *Pes equinus* und *Pes calcanus* verlangen in schlimmeren Fällen und bei längerer Dauer des Uebels die nämliche Behandlungsweise, welche in kurzer Zeit die Füsse zur geraden Form zurückführt. Auch hier werden je nach der Art des Falles bald diese, bald jene verkürzten Sehnen durchschnitten und ein dem Scarpa'schen ähnlicher, gefütterter, für die Bettlage eingerichteter Blechschuh angelegt. Zum Stehen und Gehen tragen die Patienten einfache, an gewöhnlichen Lederschuhen angebrachte Maschinen, die aber hier nur bis zu den Knieen reichen, wo sie mit ledernen Ringen befestigt werden.

Sind die Extremitäten auf die angegebene Art und Weise rectificirt, so hat nun ein nicht minder wichtiger und wesentlicher Abschnitt der therapeutischen Wirksamkeit die Kur zu unterstützen; ich meine nämlich die Aufgabe, das Gesammtmuskelsystem der afficirten Glieder, ausser den lokomotorischen Uebungen beim Gehen mit Maschinen, auch durch passive und active gymnastische Exercitien zu erkräftigen. Zu ersteren eignet sich ganz besonders die schon angeführte Tab. XIV. Fig. 29 gezeichnete Bewegungsvorrichtung; sodann weitere Proceduren wie Kneten, Massiren, Manipulationen, Rollungen, Hackungen, Frictionen mit Flanell-, Metall- und anderen Bürsten.

Hat sich gleichwohl der lokalisirte Elektromagnetismus ·
nach meinen zahlreichen Versuchen und nach dem offenen
Geständniss Duchennes bei dieser Kinderlähmung weniger
erfolgreich gezeigt, so rathe ich dennoch, dieses in manchen
andern neuropathologischen Fällen wirksame Mittel nie zu
versäumen. Der Grund der negativen Resultate desselben
dürfte wohl in der organischen Natur dieser Rückenmarksaffection liegen. Den etwaigen Einwurf, dass ich als Nicht-
Specialist in der elektrotherapeutischen Praxis vielleicht nicht
genügende Dexterität in dieser Technik besitze, kann ich
mit den Thatsachen widerlegen, dass viele der von mir behandelten Patienten vorher von elektrotherapeutischen Specialisten Monate lang ohne den mindesten Erfolg behandelt
wurden. Es zeigte sich dessgleichen bei vielen von mir oft
unter Assistenz anderer geübter Aerzte mit sehr verstärkter Batterie gemachten Versuche, bestimmte paralysirte
Muskeln isolirt zu faradisiren, nicht die mindeste elektrische
Reaction.

Der neuerdings in verbesserter Weise auch für den Arm
eingerichtete Junod'sche Apparat, den ich zu gleichem Zwecke
in einigen Fällen anwandte, hatte ausser einer vorübergehenden Erwärmung und Turgescenz des hermetisch eingeschlos-
senen Glieds, einiger Röthung und eines momentanen Gefühls von Prickeln in der Haut keinerlei andauernde Wirkung
zur Folge.

Zur Stärkung der Gesammtconstitution dienen innerlich
China, Eisen, kräftige Diät, Bäder, besonders die eisenhal-
tigen Sulzbäder von Cannstatt, viel Bewegung im Freien etc.

Blicken wir am Ende des therapeutischen Theils noch
einmal auf die Wirkung der angegebenen einzelnen Mittel
zurück, und fragen wir uns, welche derselben vorzugsweise
die von mir erzielten Resultate hervorgebracht haben dürften, so antworte ich: keines für sich allein, sondern nur
das Zusammenwirken derselben in methodischer Behandlungs-

weise ist im Stande, das herbe Geschick vieler dieser Unglücklichen oft noch *in* höchst erfreulicher Weise zu verbessern oder zu erleichtern.

Wie sehr dem Arzt auch in diesen Fällen die Grenzen der Kunsthülfe gesteckt sind und die Natur menschlicher Ohnmacht unüberwindliche Schranken hier entgegenthürmt, die uns ihr: „Bis hieher und nicht weiter" entgegenrufen — Eines steht glänzend fest, dass die Mechanik bei den abgehandelten Lähmungszuständen ihre grossen Triumphe feiert, indem sie Unglückliche, gleich den Quadrupeden auf Hände und Füsse zu ihren Lokomotionen Angewiesene, mittelst der noch geretteten Muskelkraft, namentlich der Oberschenkel, zum aufrechten Stehen und Gehen befähigt.

Diese Besserung wird nach meiner dreissigjährigen Erfahrung in demselben Verhältniss eine immer vollkommenere werden, je früher mit einer solchen Kur begonnen und je länger und consequenter dieselbe fortgesetzt wird.

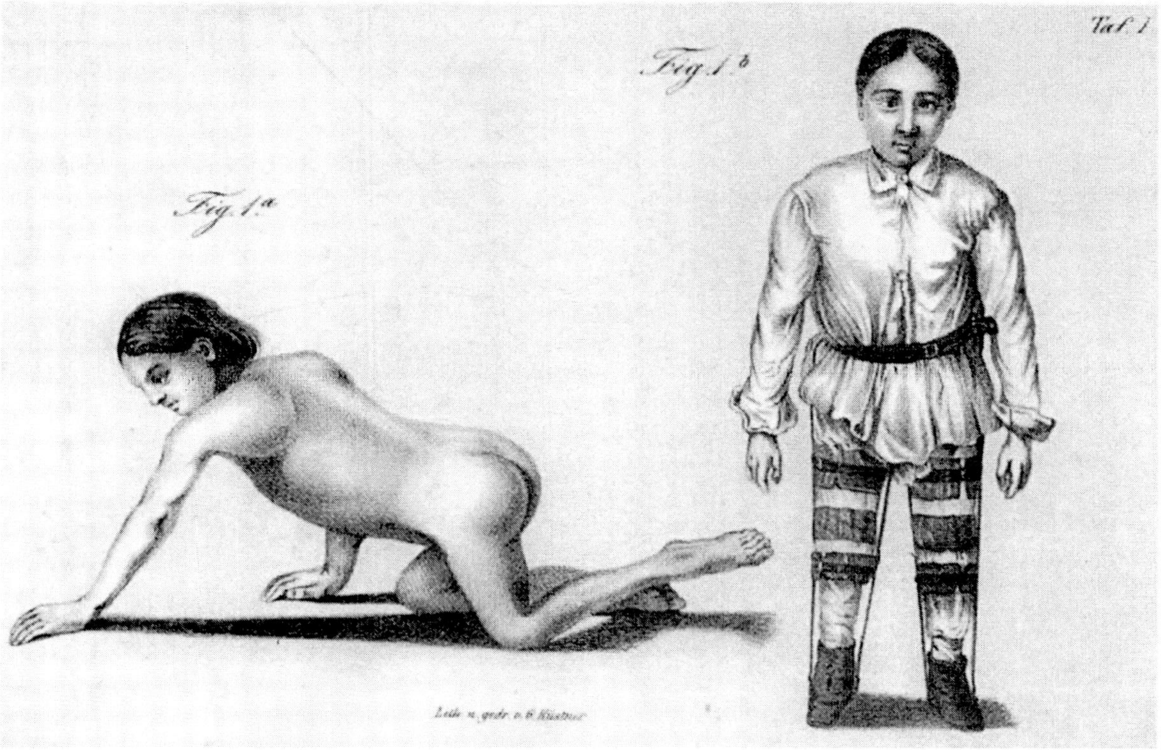

Tab. I

Fig. 1.

Fig. 2.

Louis se gratte à Bicêtre.

Taf. II.

Fig. 2.ᵃ

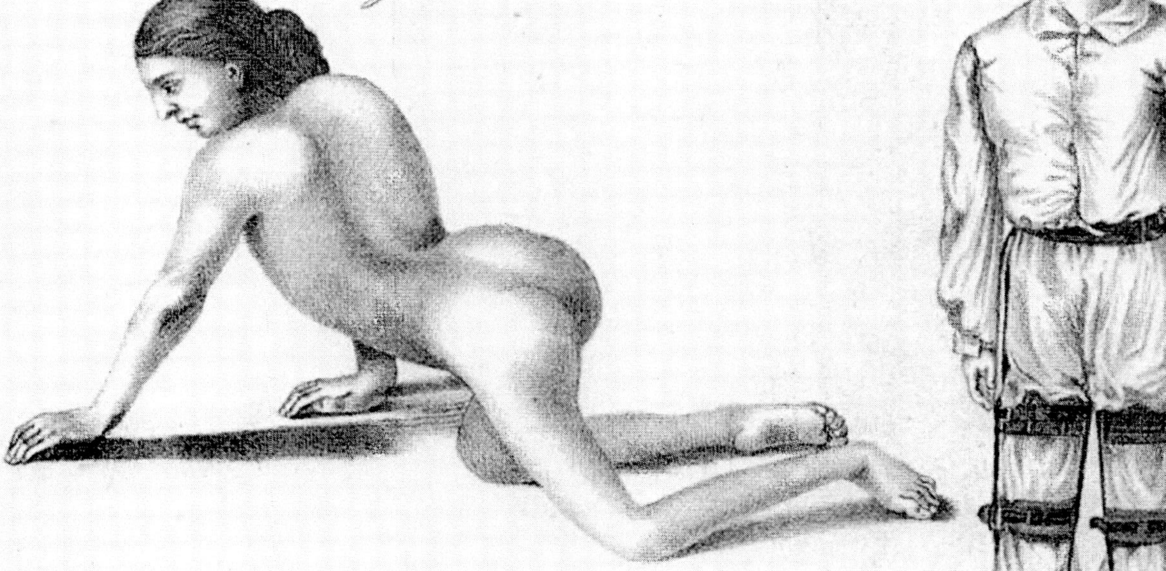

Fig. 2.ᵇ

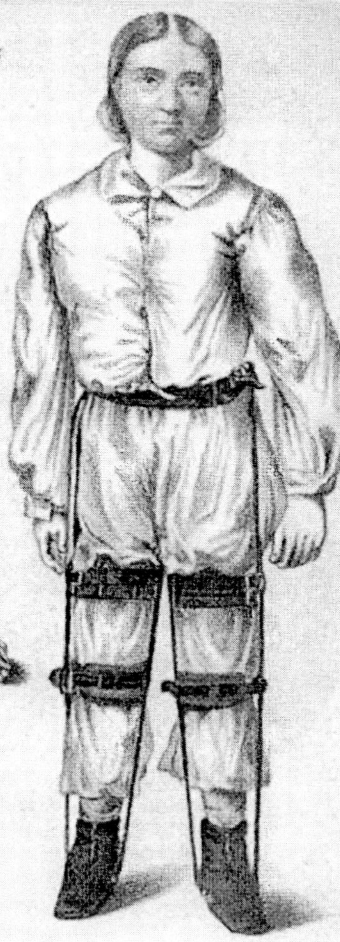

lith. u. gedr. v. c. Kastner.

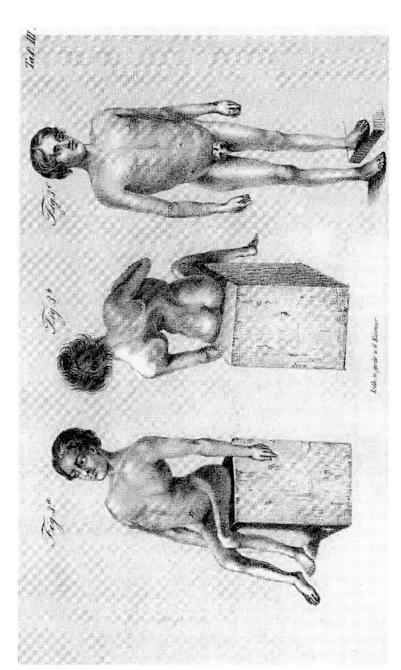

Taf. III.

Fig. 1.

Fig. 2.

Fig. 3.

Lith. u. gedr. v. F. Kastner.

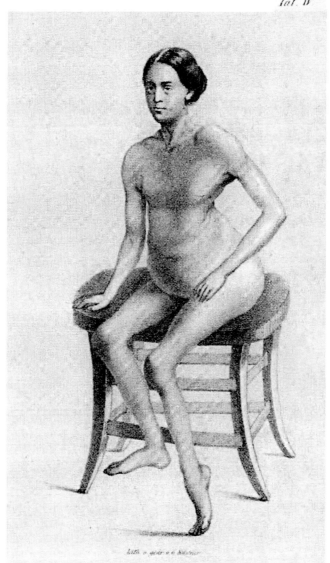

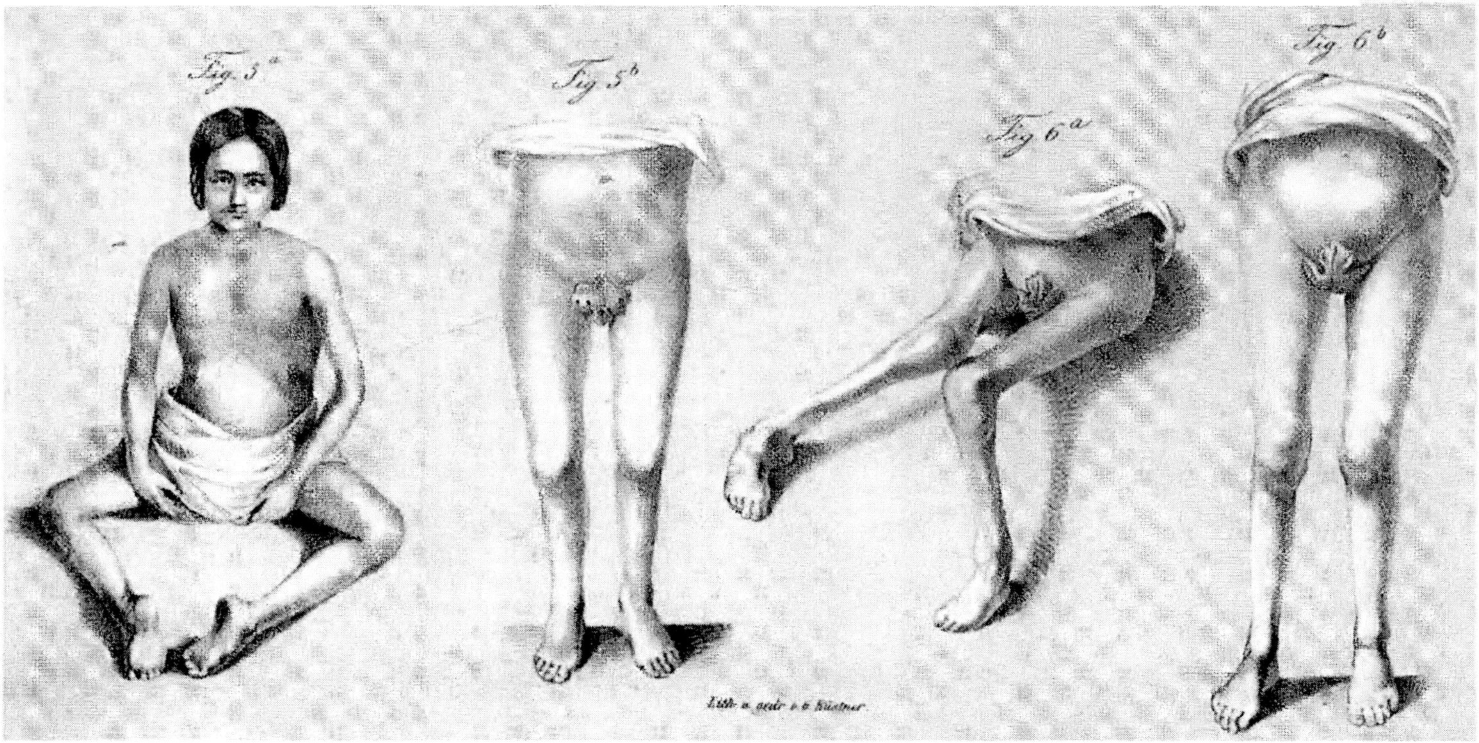

Fig. 6.b

Fig. 6.a

Fig. 5.b

Fig. 5.a

Lith. u. gedr. v. C. Kostner.

Fig. 8ᵇ

Fig. 8ᵃ

Fig. 7ᵇ

Fig. 7ᵃ

Lith u grdr v C bötger

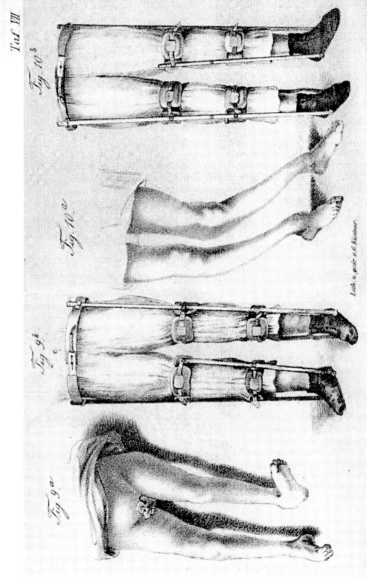

Fig. 9.ᵇ

Fig. 9.ᵃ

Fig. 10.ᵃ

Fig. 10.ᵇ

Lith. u. gedr. v. G. Hueisener.

Fig. 11ᵃ Fig. 11ᵇ Fig. 12ᵃ Fig. 12ᵇ

Lith. u. gedr. v. E. Kästner.

Taf. IX.

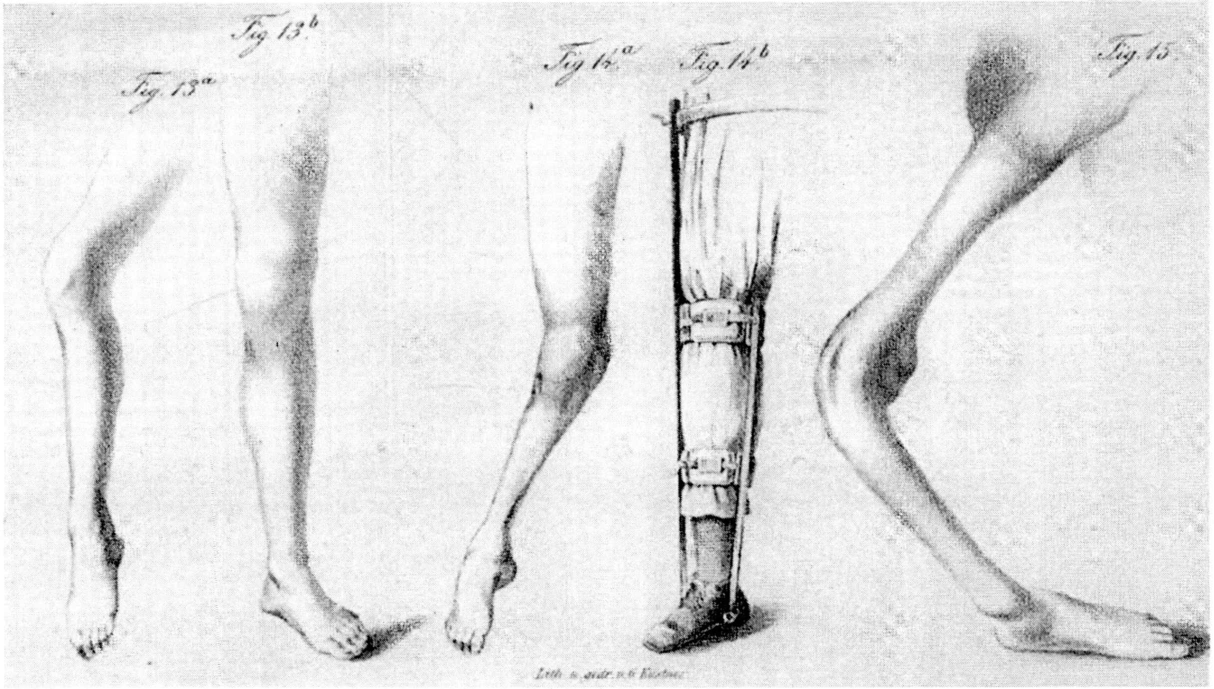

Fig. 13a
Fig. 13b
Fig. 14a
Fig. 14b
Fig. 15

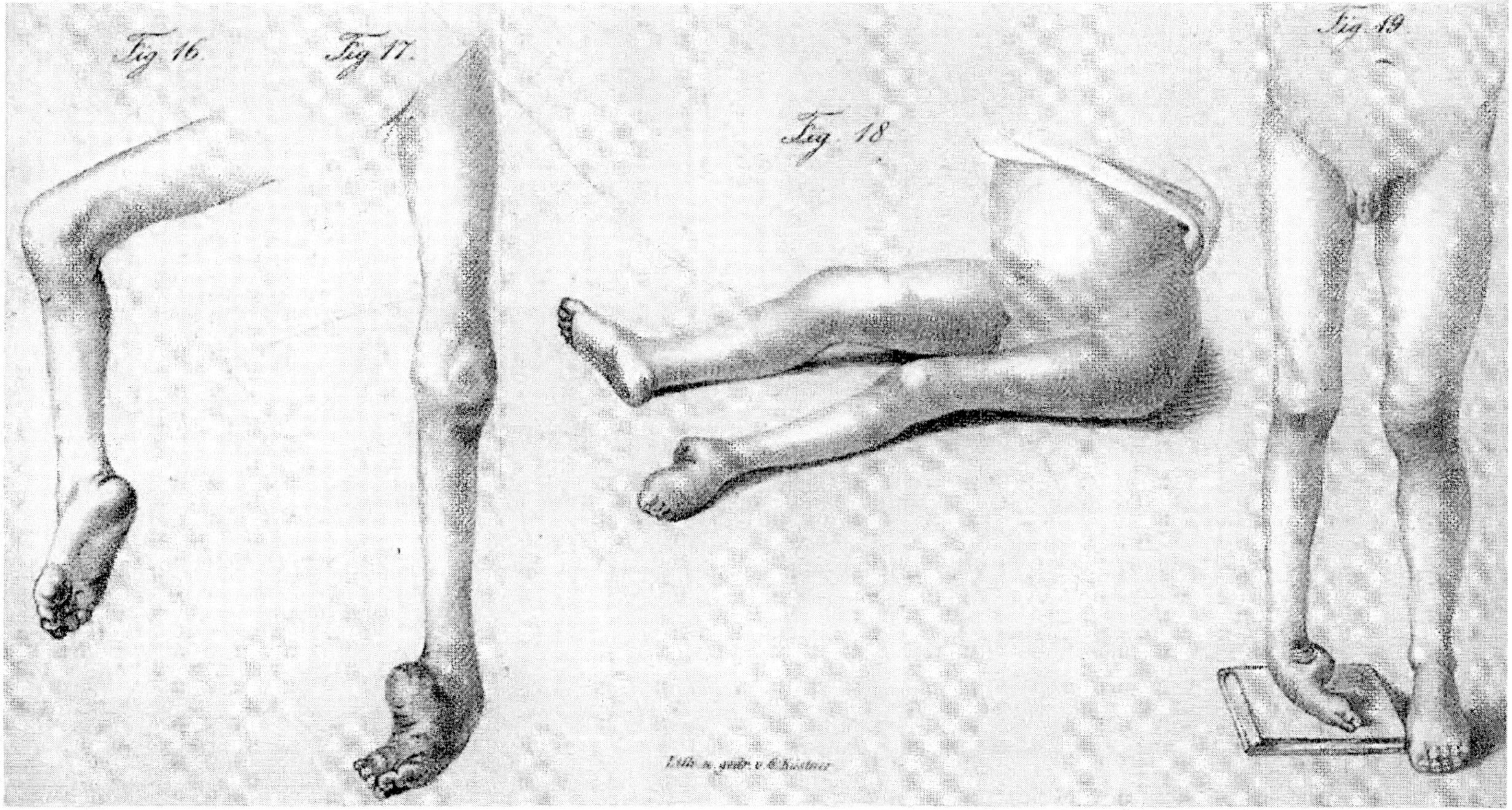

Tab. V.

Fig. 19.

Fig. 18.

Fig. 17.

Fig. 16.

Lith. u. gedr. v. G. Kästner.

Taf. XI.

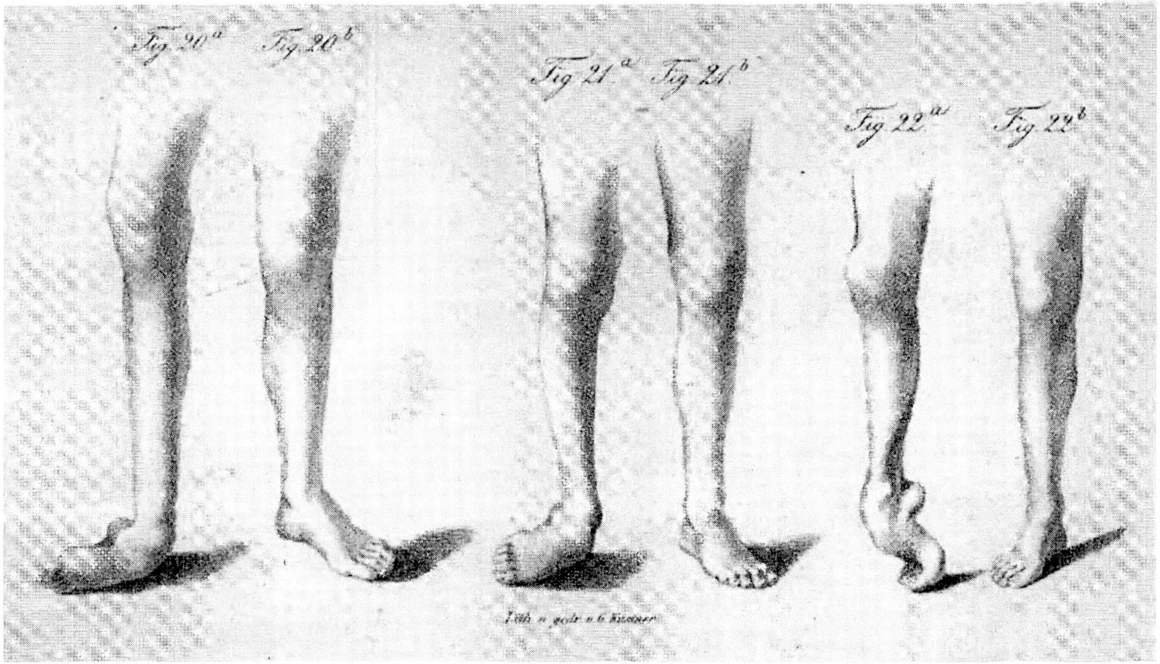
Fig. 20a
Fig. 20b
Fig. 21a
Fig. 21b
Fig. 22a
Fig. 22b
Lith. u. gedr. v. G. Küstner

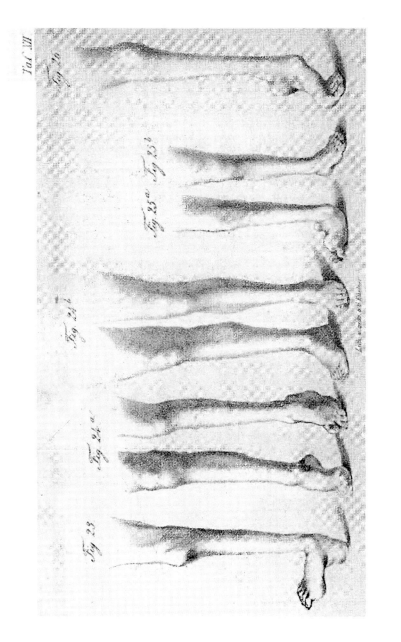

Fig. 26

Fig. 25ᵃ Fig. 25ᵇ

Fig. 24ᵇ

Fig. 24ᵃ

Fig. 23

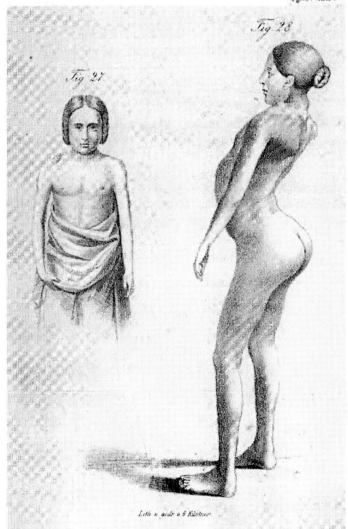

Fig. 28.

Fig. 27.

Lith u gedr v G Küstner

Fig. 39

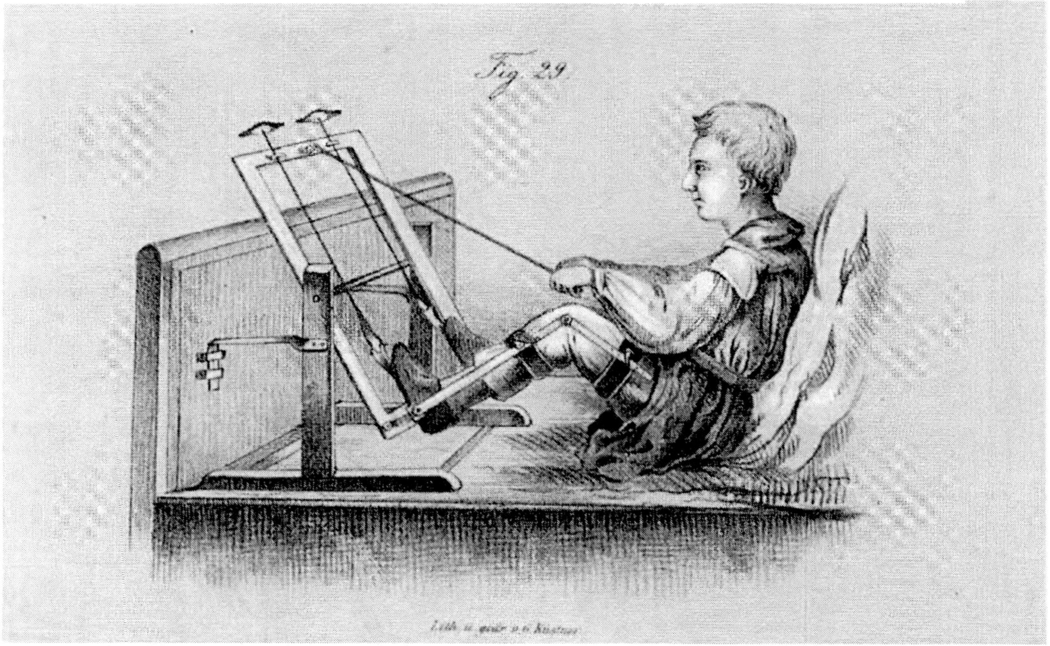

Printed by
Schaltungsdienst Lange o.H.G., Berlin